LA

MANIE RAISONNANTE

DU DR CAMPAGNE

PAR

LE DR H. THULIÉ

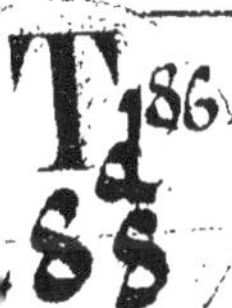

PARIS

GERMER BAILLIÈRE, LIBRAIRE-EDITEUR

17, RUE DE L'ÉCOLE-DE-MÉDECINE, 17.

1870

LA

MANIE RAISONNANTE

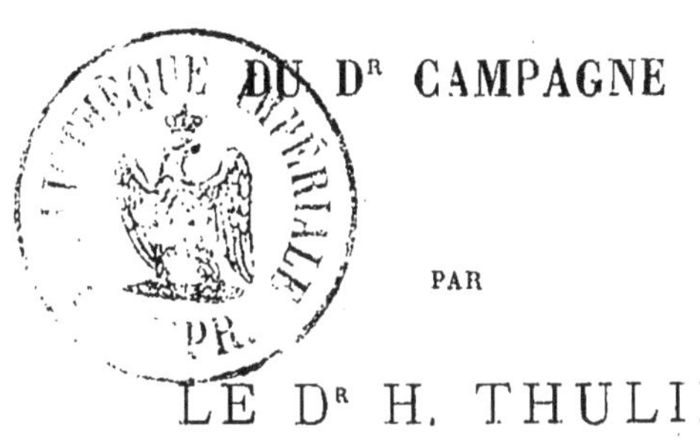

DU DR CAMPAGNE

PAR

LE DR H. THULIÉ

———

PARIS

GERMER BAILLIÈRE, LIBRAIRE-ÉDITEUR

17, RUE DE L'ÉCOLE-DE-MÉDECINE, 17.

—

1870

Cher Monsieur Germer Baillière,

Je n'aurais pas encombré votre maison par cette trop volumineuse critique si je n'avais été sûr de remplir un devoir de citoyen, si je n'avais cru indispensable de dénoncer une œuvre dangereuse pour la société, menaçante pour la liberté individuelle, destinée à excuser et à motiver scientifiquement et légalement toutes les séquestrations arbitraires. Certes, le livre que je discute et attaque était assez mauvais pour disparaître dans le silence et l'oubli et par conséquent pour ne causer aucun dommage social ; mais il a été tiré de l'obscurité à laquelle il était destiné par un prix que lui a octroyé une savante compagnie, l'académie la plus autorisée en matière de folie, la société médico-psychologique. Un livre ainsi distingué par une majorité d'hommes si remarquables et si compétents, devient un livre classique dont les opinions et les théories font loi. Voilà où est le danger, car ces opinions et ces théories sont fausses, erronées, par conséquent dangereuses puisqu'on peut s'appuyer sur elles pour nous faire enfermer à perpétuité.

Par ces temps difficiles où l'on a trop de tendance à se jouer de la liberté des citoyens, où l'on cherche, sous tous les prétextes et par tous les moyens, à se débarrasser des personnalités gênantes, où le besoin de lucre, les entraînements de la vanité et de l'exemple, la passion de paraître ont si fort abaissé le niveau de la morale sociale et font commettre tant de crimes, on doit montrer le danger partout où il se trouve, dénoncer tout ce qui pourrait aider et sanctionner, bien innocemment quelquefois, les attentats contre les personnes. Avec la loi actuelle sur les aliénés, les erreurs sont faciles et difficilement réparables, je crois l'avoir prouvé dans un précédent volume, il faut donc faire disparaître tout ce qui peut augmenter les chances d'erreur. Voilà pourquoi j'attaque avec énergie un livre qui n'aurait jamais dû paraître et auquel les récompenses vont si mal.

Que le public soit indulgent en raison de ma bonne intention et du service que je lui rends.

Bien à vous, cher monsieur Germer Baillière,

H. Thulié.

LA
MANIE RAISONNANTE
DU DR CAMPAGNE

ÉTAT DE LA QUESTION.

Si le public est infailliblement ému toutes les fois que la question de la folie est discutée, c'est qu'il y a, à côté d'une maladie épouvantable, un danger social plus épouvantable encore; la question de la folie et la question de la liberté individuelle sont connexes, inséparables. La loi de 1838 qui donne à la signature du médecin le pouvoir exorbitant de faire séquestrer un individu, de le faire disparaître sans bruit, sournoisement, est une monstruosité de notre Code, car la publicité est la seule garantie de nos droits. Aussi lorsqu'un fait de séquestration discutable allume la polémique, l'opinion s'émeut, chaque citoyen se demande s'il ne sera pas à son tour pris, sous prétexte d'aliénation mentale, enlevé et jeté dans une maison de fous par une famille cupide,

Thulié.
1

ou par un personnage puissant que l'on gêne ; pendant quelques jours c'est la préoccupation dominante, tout le monde discute, les journaux font grand bruit, les brochures se multiplient, les officie uxannoncent des réformes prochaines ; mais ces réformes ne se font jamais, car on ne peut donner ce nom à ce qu'a voté avec bien de la peine, il y a deux ans, notre sénile sénat qui, d'ailleurs, ne peut ni mieux ni plus faire.

Et cependant il est urgent de remanier cette loi, si dangereuse pour la liberté individuelle, car s'il y a, dans le monde des aliénistes, quelques savants sincères qui déplorent ou repoussent les excès de leurs confrères, il y a aussi des zélés qui font de la pathologie mentale un danger public.

On reste convaincu quand on lit les œuvres de certains spécialistes qu'il n'y a pas un homme au monde qui ne pourrait être enfermé, car, passions, bizarreries, aspirations ardentes, débauches, vices, amours épiques, haines héroïques, tout ce qui sort enfin de la vulgarité et de l'ordinaire, tout ce qui dépasse le niveau de la couche des préjugés du jour, a été érigé en symptômes ; nous le verrons dans l'œuvre de M. Campagne. Nous avions lu déjà dans le livre du savant D'' Morel

ces lignes si dangereuses : «... D'ailleurs, les conditions de notre état social sont ainsi faites , dans les
instants de repos et de tranquillité au moins, et en
dehors des temps de révolution, que les actes d'une
foule d'êtres insensés ou excentriques sont modérés,
neutralisés, s'il est permis de s'exprimer ainsi, par
la raison générale et par l'activité qui préside aux
transactions et aux questions sérieuses du moment.
Mais, surviennent des périodes de trouble et d'agitation, et l'on voit surgir une foule d'individualités
dangereuses dont on ne soupçonnait pas l'existence
et qui, à toutes les époques de l'histoire, nous en
fournirons des preuves irréfragables, ont épouvanté
le monde par leur cynisme, par leurs opinions folles
et subversives, par la cruauté de leurs actes *lorsque
la faveur populaire les a portés au pouvoir.* » Sont-ce
les hommes de notre grande révolution que dési-
gnent ces mots couverts et timides? je n'en vois
pas d'autres que la faveur populaire ait porté au
pouvoir, car ce n'est certainement pas de Napo-
léon III que veut parler M. Morel, médecin fonctionnaire. Ainsi les grands citoyens qui ont anéanti
l'esclavage et fait l'homme, qui ont donné à la société l'impulsion qui la pousse en avant encore
de nos jours, peuvent devenir sous la plume d'un

spécialiste des aliénés dangereux. Et alors tous ces prétendus utopistes d'aujourd'hui, dont les utopies seront des vérités demain, tous ces écrivains, ces orateurs, ces hommes politiques dont les idées ne concordent pas avec celles de l'aliéniste de Rouen, ou avec celles du commun de la foule, sont donc aussi des insensés, des malades, des fous que la prudence publique devrait envoyer dans les cabanons de Bicêtre ou de Charenton. Oui, certainement oui, sinon pour tous les spécialistes, du moins pour un grand nombre.

Mais il n'y a pas que ceux qui tiennent une plume et manient des idées qui sont en danger ; ô vous tous, fils prodigues, gandins, débauchés, qui ne voyez dans l'argent qu'un moyen de plaisir, dans la vie qu'une plus ou moins longue occasion de rire, bohémiens de bas étage ou de la haute, sceptiques, railleurs qui ne croyez pas aux grands mots de vos contemporains hypocrites, qui les jugez sur leurs actes et non sur leurs discours, et vous pères avares et gênants qui détenez un argent qui glisserait si agréablement entre les doigts de votre jeune famille, et vous femmes dont la vertu gêne, dont la jalousie agace, dont la présence est un remord, dont la dot est une tentation, vous tous inventeurs, philosophes, philanthropes, etc., etc., tremblez, votre certificat de folie est facile à faire.

Les aliénistes sont devenus à ce point enragés que l'un des plus célèbres, M Brierre de Boismont, s'est écrié à la Société médico-psychologique dans la discussion sur la manie raisonnante : « Un des principaux motifs qui nous ont fait prendre la parole sur cette question, est le besoin de répondre aux propositions étranges sur la folie, *émanées* en grande partie, selon toutes probabilités, *du groupe d'aliénés* que nous allons passer en revue. » Les propositions étranges qui indignent si fort M. Brierre, touchaient moins à la folie qu'à la loi sur les aliénés. Une théorie insensée sur la folie eût beaucoup moins éveillé la susceptibilité de ce farouche conservateur, que les attaques contre une loi qui lui paraît pleine de charmes parce qu'elle touche à son commerce, car l'aliéniste en question possède une maison de santé. Jamais la passion scientifique ne l'eût entraîné à de pareils excès de langage ; et c'est là d'ailleurs un exemple de la facilité avec laquelle on peut délivrer un certificat de folie : discuter la loi sur les aliénés, ou même écrire des propositions étranges sur la folie ne peut pas constituer une maladie mentale ; et cependant M. Brierre affirme que les auteurs de ces propositions sont, *selon toutes probabilités, aliénés*. Et il ne connaît de ces prétendus malades que ces propositions mêmes! Est-ce grotesque ou terrible?

C'est pour sauver la société de ces gens, écrivailleurs, discuteurs, utopistes, mangeurs d'argent, tourments des familles, inquiétudes de l'État, qu'on a inventé un titre d'affection mentale qui concilie tout, l'opinion des amis et du public qui trouvent que le prétendu malade raisonne très-bien, et l'opinion des aliénistes qui affirment que ce raisonneur est très-malade; d'où les noms : *manie sans délire, monomanie raisonnante, folie lucide*, etc..... On a beau répéter que toutes les définitions de la folie impliquent l'existence du délire, que le délire est la négation du raisonnement et de la lucidité; ces titres restent et constituent un véritable danger social.

C'est Pinel qui a mis les médecins spécialistes sur cette voie fatale; il ne lui a fallu que quatre mots : la folie sans délire. Jusqu'à lui il n'avait jamais été question de quelque chose qui ressemblât à cette maladie d'invention moderne; les livres anciens, dans lesquels on se complaît à tout trouver, ne laissent rien entrevoir que l'on puisse appeler ma-

nie raisonnante, ou folie lucide, etc. MM. les
D⁏ˢ Berthier et Campagne l'affirment dans leur his-
torique avec un étonnement naïf. Certes, on peut
les croire sur parole, car les anciens avaient de
bonnes raisons pour ne pas décrire cette maladie
qu'on ne pouvait inventer chez des peuples qui re-
gardaient la liberté comme le bien suprême, au milieu d'hommes qu'aucune théorie politique ou philosophique n'effarouchait ou ne révoltait.

Mais la manie sans délire a été prodigieusement
perfectionnée par les successeurs de Pinel. Le maître ne voyait pas cette maladie comme les délicats
et les quintessentiels de l'aliénation mentale la dé-
crivent aujourd'hui ; c'était bien, pour lui, une altération exclusive des sentiments et des penchants,
sans lésion de l'intelligence, mais il y avait plus :
la *fureur aveugle* lui paraissait le symptôme essen·
tiel et prédominant dans tous les cas, tandis que les
théoriciens d'aujourd'hui n'ont plus besoin de ce
symptôme essentiel, et l'on peut être fou à moins.
Et cependant, malgré cette *fureur aveugle*, Pinel, le
grand Pinel, disait de ces fous sans délire : « Ils pré-
sentent une perversion comme native des penchants, mais à un degré qui n'exige pas la réclusion. »

Jacquelin Dubuisson partagea les idées de Pinel, son maître, seulement il voulut donner un corps à ce que le maître n'avait fait qu'indiquer vaguement, il chercha à arrêter les contours de cette nouvelle maladie qu'il appelle *manie sans délire.*

Esquirol, à son tour, lui donna le nom de *monomanie raisonnante.* Sa description est absurde, on n'y trouve qu'obscurité et contradictions : d'un côté il avance que l'intelligence est lésée, n'a plus d'influence sur la volonté et ne peut la diriger ; de l'autre il affirme que l'entendement est sain, intact, quelquefois même plus actif, plus lucide que dans l'état normal.

Si les dénominations données jusqu'ici renferment deux termes contradictoires, Pritchard devait en donner une qui n'avait pas le sens commun, ou plutôt qui n'avait pas de sens du tout *Moral insanity,* folie morale.

Aujourd'hui les dénominations vont se multipliant, et l'on ne sait vraiment quel en sera le nombre si les spécialistes continuent : Manie instinctive, Manie raisonnante, Manie systématisée, Folie des actes, Folie lucide, Pseudo-monomanie, Stœchiomanie ou folie rudimentaire..... et les autres.

Si les spécialistes ne sont pas d'accord sur le nom, ils ne sont pas plus d'accord sur la chose, et chacun a sa petite théorie. M. Delasiauve regarde cette affection comme un délire partiel diffus; mais ceux qui en sont frappés comprennent leur état maladif.

Selon **M.** Jules Falret, la folie raisonnante ne peut être considérée ni comme une espèce ni comme une variété de maladie mentale. D'après lui on a compris sous ce nom :

1° L'exaltation maniaque;

2° La période d'excitation de la paralysie générale;

3° La folie hystérique;

4° L'hypochondrie morale avec conscience de son état;

5° Aliénation partielle avec prédominance de la crainte du contact des objets extérieurs;

6° Certains délires de persécution ;

7° Exaltation maniaque simple, sans période de dépression;

8° Certains états de trouble mental liés plus spécialement à l'influence héréditaire;

9° Accès très-courts de folie transitoire à forme raisonnante (assassinat, suicide, violence).

Pour M. Brierre de Boismont, la Manie raisonnante et le délire des actes ne constituent ni un *type spécial*, ni une *variété nouvelle* d'aliénation mentale, on les rencontre dans toutes les formes de folie.

M. Berthier veut qu'on appelle cet état intellectuel : *Stœchiomanie* ou *folie rudimentaire,* « parce qu'il est l'ordre *psycho-cérébral* le plus simple, c'est-à-dire fondamental ; parce que, à l'exception des autres, il existe ou a toujours existé chez l'aliéné. Le mot *pseudomonomanie* ou délire partiel diffus, créé par M. Delasiauve, ne *s'harmoniserait* pas avec ma doctrine, qui voit dans l'ordre vésanique en question, un état diffus, il est vrai, mais universalisé. »

Molière n'a pas mieux fait !

Mais, en réalité, peut-il y avoir une folie sans délire, une folie raisonnante ? Les uns disent oui, le petit nombre dit non ; Falret père , dès 1819, niait l'existence de la folie sans délire, l'Allemand Henke, en 1822, suivit la même voie, et Marcé, de nos jours, s'est prononcé contre ces dénominations et classifications absolument fausses ; enfin, dans son Traité, Griesinger, l'éminent aliéniste allemand, a exécuté cette maladie de fantaisie. « Avant de terminer l'étude de la manie, écrit-il, nous avons encore à dire quelques mots de ce que l'on appelle la manie sans délire, espèce pathologique que Pinel a créée, il faut bien le dire, *pour le malheur de la science.* »

Dans ce dédale d'opinions diverses, d'affirmations opposées, au milieu de ces théories confuses et diffuses, que penser de la manie raisonnante, quel sera le critérium pour affirmer que tel homme raisonnant est fou ou n'est pas fou ? La confusion est si grande qu'un des membres de l'Académie des aliénistes a pu écrire ceci : « En dépit de seize mois d'éloquence et d'érudition, la Société (médico-psychologique) prise en masse, ne possède pas de convictions définitives, arrêtées, des principes nets et précis sur la thèse développée. Dans la plupart des esprits subsiste l'obscurité, le doute, l'incertitude..... »

La question est donc loin d'être élucidée, et la limite entre la raison et la folie n'a pu encore se poser d'une façon nette. D'ailleurs, une limite tranchée n'existera jamais, car depuis celui dont l'intelligence est incontestablement saine, jusqu'à celui dont la folie est évidente, on observe à tous les degrés des singularités, des originalités, des caractéristiques individuelles, en un mot, qui pourront servir comme autant de symptômes aux aliénistes qui se sont fait de l'intelligence de l'homme si variée, si protéique dans ses manifestations, un idéal immuable. Avec cet idéal fixe, le cadre théorique de la folie devra nécessairement s'agrandir de tout ce que le spécialiste ne voit pas ou ne comprend pas, et l'on mettra sous le nom de symptôme, ce que nous appelions originalité, passion, immoralité, dévouement scientifique ou humanitaire; le vice deviendra un vice de constitution, une folie héréditaire, les opinions philosophiques, politiques, économiques autant de délires systématisés, le caractère lui-même sera divisé, classifié, et en raison de ses innombrables variétés pourra servir à la description d'un nombre indéfini de vésanies. Si la théorie de la folie empiète ainsi toujours, si les hommes que nous disions vicieux, corrompus, difficiles de caractères, ambitieux, avares, égoïstes, faibles, etc..., sont des aliénés, les maisons de santé seront toujours trop rares et trop petites, quels que soient leur nombre et leurs dimensions.

LES PRÉMISSES DE M, CAMPAGNE.

Le danger n'est pas imaginaire ; un livre qui a paru cette année, qui porte sur sa couverture cette mention : *Ouvrage couronné par la Société médico-psychologique de Paris*, un livre dont l'auteur est un médecin directeur d'asile, un aliéniste officiel, le D' Campagne, en est la triste et désolante preuve.

Le D' Campagne a poussé la susceptibilité symptomatologique si loin que l'on pourrait enfermer tous les hommes, si tous les hommes étaient décidés à se laisser faire ; pour peu que l'on connût la vie privée de chaque individu, pour peu qu'un interressé voulût donner des détails circonstanciés sur l'existence intime et cachée d'un personnage quelconque, en analysant ses actes, ses paroles, sa conduite, il serait facile, avec la connaissance la plus élémentaire du jargon scientifique du médecin aliéniste, et en s'appuyant sur ce traité couronné, de faire un certificat circonstancié concluant à la folie lucide la plus manifeste.

Ces excès théoriques n'étonneront pas quand on saura que M. Campagne est de ceux qui croient que la nature a créé un type spécifique de l'homme, opinion aussi dangereuse dans la pratique de la vie,

que fausse en histoire naturelle. Tout individu a
une tendance à se prendre pour l'être qui se rap-
proche le plus de ce type spécifique, qu'il soit laid
qu'il soit bête, il ne s'en admire pas avec moins de
complaisance ; cette tendance est tellement accen-
tuée qu'on arrive à faire de ses propres passions,
habitudes ou vices, des qualités humaines, des sujets d'orgueil, et l'on a une tendance à regarder
avec pitié, sinon avec dédain, les hommes qui ne
jouissent pas des défauts que l'on a soi-même. Donc
si l'on juge les hommes en les comparant au type
spécifique humain, on court grand risque de les com-
parer à soi-même.

M. Campagne cependant, malgré son type idéal,
veut bien reconnaître que tous les hommes ne sont
pas taillés sur le même modèle : « La nature, ainsi
que l'a dit M. Cavelier, n'ayant créé que le type spécifique, l'individu doit échapper aux exigences de
l'uniformité : la variabilité est son cachet, comme
la fixité est le cachet de l'espèce. Toutefois cette
variabilité est limitée ; *elle s'arrête là où le modèle
idéal reprend ses droits.* » Quels sont donc les droits
de ce modèle idéal, où est la ligne de démarcation ?
Pourquoi le profond aliéniste n'a-t-il pas décrit ce
type spécifique et établi ses droits, pourquoi n'a-t-il

pas établi les limites de la variabilité humaine?
Parce que type spécifique, droits de modèle idéal
n'existent pas dans la nature et ne représentent
rien, pas plus dans l'esprit du lecteur que dans celui de l'auteur. Eh oui, tous ces mots redondants
et tapageurs font très-bien et ont grand air, mais on
ne trouve que du vent quand on les crève, et certes
ce n'est pas du vent qu'il nous faut.

Mais la réalité s'impose, et malgré le type spécifique, M. Campagne a été obligé de rechercher les
variétés dominantes de l'intelligence humaine et de
les classer. Voici sa définition du caractère : « Dé-
clarons donc hardiment que le mot *caractère* doit
être exclusivement réservé pour désigner l'empreinte typique, distinctive, que donne à l'individu
la prédominance de ses penchants, de ses passions,
de ses affections ou de ses sentiments supérieurs.
Le caractère est, en trois mots, *le cachet de l'individualité morale.* » Cela est catégorique, retenons-le.

Voici ces divisions du caractère :

« 1° Caractères supérieurs ou altruistes,

2° Caractères égoïstes,

3° Caractères inférieurs,

4° Caractères mixtes, »

Mais bientôt la limpidité de la définition se trouble : « Nous voyons fréquemment des personnes réputées différentes par le caractère, parce que les unes, par exemple, sont vives et que les autres sont moroses, comme si elles ne pouvaient pas avoir *au fond* un tempérament moral identique. » *Au fond* est très-subtil, mais peut-être un peu comique, et a le tort de rappeler cette mauvaise plaisanterie : c'est absolument différent, seulement c'est la même chose.

Voici l'explication de cet *au fond* plein de mystères : « En outre, alors même qu'un enfant serait orgueilleux et que son frère serait avare, il ne faudrait pas se hâter d'affirmer qu'ils ont deux caractères entièrement différents. Non, leur tempérament moral, sous le rapport des traits spécifiques, est essentiellement le même dans les deux cas ; les traits *individuels* sont seuls différents. » Il y a encore du spécifique là-dedans, mais ce spécifique habile ne peut faire oublier la définition si nette : « Le caractère est le cachet de l'*individualité morale.* » Voyons où tout ce pathos nous mène.

Un type spécifique humain créé par la nature étant admis, tout écart de ce type est une anomalie ; le caractère donc est lui-même une déviation pathologique ; c'est absurde, mais logiquement déduit d'une absurdité. M. Campagne n'a pas osé le dire franchement, il y viendra peut-être, en attendant il se contente d'affirmer que l'*exagération* du caractère est de la maladie : « Aussi dirai-je encore, au risque de répéter une fois de plus les mêmes idées, que l'exagération du caractère *normal*, exempte de tout autre phénomène pathologique et poussée au delà des limites extrêmes de la physiologie, donne lieu au genre de folies raisonnantes simples. »

Spécifique, pathologique, physiologique, charlatanisme de style que tout cela! Où sont donc ces limites physiologiques du caractère?... qui les a tracées et qui oserait les tracer?.. Que M. Campagne nous montre scientifiquement les limites nettes de la bienveillance ou de l'égoïsme, de l'orgueil, de la générosité, de l'avarice, etc., et il aura le droit de se servir du mot physiologique; s'il ne peut, qu'il se garde donc de le prononcer, c'est un blasphème ou une tromperie. Voici où aboutira la théorie de M. Campagne : Chaque homme, le médecin aléniste comme les autres, a son caractère et jugera les autres hommes en raison directe de ce caractère, car s'il pouvait n'être pas dominé par lui ce ne serait plus son caractère. Si donc ce juge est avare, le prodigue lui paraîtra fou; s'il est prodigue, c'est l'avare qui sera enfermé ; s'il n'a pas de cœur, la bonté lui paraîtra une espèce de folie, folie bienveillante si l'on veut ou imbécillité, et de même du libertin vis-à-vis du chaste, de l'ambitieux vis-à-vis du modeste, du brave vis-à-vis du lâche et réciproquement, etc. La limite de la raison est donc laissée à l'arbitraire, aucun signe sérieux ne vient établir la maladie, et dans la série des hommes prodigues, ou avares, ou orgueilleux, la limite de la raison se déplacera selon que le juge sera avare, prodigue ou orgueilleux.

Est-ce scientifique? est-ce seulement sensé?...

Comment M. Campagne peut-il reconnaître cette exagération du caractère ?... Le sens commun est son grand étalon, c'est à l'aide du sens commun qu'il mesure le degré de santé ou de maladie de l'intelligence : « Les singularités de l'intelligence, dit-il, se résument toutes en une absence plus ou moins grande *de jugement, de bon sens et de sens commun.* » Mais pour lui jugement, bon sens, sens commun ont la même acception; et *sens commun* ne signifie pas, sous sa plume, droiture d'observation, logique d'induction et de déduction, non, c'est bien la somme des croyances ambiantes, admises par tous, fausses ou justes; ce n'est pas la vérité scientifique, mais

celle que sanctionne le suffrage universel. Pour cet
aliéniste, tout homme qui n'admet pas ce que tout
le monde admet est malade : «... quelle que soit la
puissance de sa dialectique, il sort du sillon commun, il délire. » Bon sens c'est donc le sillon commun, et quiconque sort de ce sillon déraisonne, délire, est fou ! Or nous savons ce qu'est ce sillon
commun dans lequel coule à pleins bords la sottise
humaine, cet égout collecteur de la crédulité et de
l'ignorance ; ce sens commun là c'est la foi aveugle
dans la tradition, l'immobilité dans la routine,
l'entrave du progrès, c'est l'inertie bête s'accro-
chant aux jambes du génie et l'arrêtant dans sa
marche. Quand l'esprit fait un pas, le sens commun
hurle, ne se rappelant jamais ses erreurs, ses injus-
tices, ses hurlements passés, ne voyant pas son évolution vers ce qu'il avait conspué et martyrisé. La
croyance aux sorciers, aux miracles, aux prophètes,
aux possédés s'est perpétuée par le sens commun ;
c'est lui qui s'est toujours élevé contre les découvertes, contre les nouvelles philosophies, contre les aspirations politiques ou sociales. Au nom du sens commun le clergé combattit le cartésianisme et se servit
plus tard de ce même cartésianisme pour combattre
les principes de Leibnitz et de Newton ; c'est au

nom du sens commun que Galilée fut condamné, que l'Académie ne voulut pas entendre parler de la découverte de Papin, etc... Aujourd'hui même il repousse avec dédain les expériences de Pouchet, il maudit les nouvelles tendances biologiques, il s'irrite contre la jeune secte philosophique qui ne veut appuyer ses affirmations que sur la science. C'est le sens commun qui est invoqué dans toutes les élucubrations transcendantales, dans toutes les théories des prêcheurs retardataires, des apôtres de la réaction, des fauteurs de tyrannie, et des messies impudents qui sauvent les peuples comme on sauve la caisse.

Et c'est avec cela qu'un aliéniste viendrait mesurer notre intelligence, notre santé d'esprit et pourrait nous faire enfermer à perpétuité ! Ah ! la farce est bonne ! mais c'est là un diagnostic de commère !

DÉFINITIONS ET DIVISIONS.

Tout ce que l'on a appelé jusqu'ici : manie sans délire, monomonie affective ou raisonnante, folie d'action, manie de caractère, pseudo-monomanie, etc..., forme, pour M. Campagne, le *groupe* des folies lucides o1 raisonnantes, la manie raisonnante ne serait qu'une espèce pathologique faisant partie de ce groupe.

Les folies lucides se diviseraient en quatre espèces :

1° Manie bienveillante,

2° Manie raisonnante,

3° Manie malveillante,

4° Aliénés rabougris.

Les trois premières espèces peuvent se rapporter aux trois groupes de caractères énumérés plus haut Ainsi :

1° Caractère supérieur ou altruiste — manie bienveillante ;

2° Caractère égoïste — manie raisonnante ;

3° Caractère inférieur — manie malveillante.

Quant aux aliénés rabougris ils peuvent avoir n'importe lequel de ces caractères, pourvu qu'ils aient une bosse, qu'ils soient tordus ou bancroches, de quelque façon que ce soit, car la caractéristique de cette maladie mentale est la petite taille et les difformités.

Ne riez pas.

« Le rabougrissement est le fait le plus saillant, le plus remarquable et *le plus important* de ces individualités... »

Celui qui n'a pas la taille, qui est boiteux ou bossu ne peut être maniaque bienveillant, raisonnable ou malveillant ; il est fatalement aliéné rabougri. Mais, en revanche, tout homme contrefait a bien des chances d'être un aliéné rabougri s'il ne pense pas comme tout le monde et surtout comme M. Campagne, ou encore s'il a le malheur d'avoir du génie : car le fait le plus important dans ce genre de folie, c'est la bosse, le rabougrissement.

La manie raisonnante, espèce du groupe des folies lucides, se divise elle-même en trois variétés :

Manie raisonnante { orgueilleuse,
égoïste,
envieuse ou jalouse.

On ne peut m'accuser de mettre la lumière sous le boisseau et de parler à la légère de cette œuvre qui n'aurait jamais dû paraître. Ce sont les couronnes dont on l'a orné, qui rendent ce livre dangereux, c'est pourquoi je l'analyse avec soin, car il est scientifiquement nul ; l'étiquette et les palmes pourraient faire passer la marchandise, je crie casse cou !

MANIE RAISONNANTE.

Cette maladie incurable, qui entraîne par conséquent une séquestration *à perpétuité*, est tellement
fugace, ténue, insaisissable, qu'il faut la perspicacité particulière aux aliénistes, non pas seulement
pour la trouver, mais encore pour la reconnaître ;
les médecins ordinaires n'y peuvent rien, n'y comprennent rien ; les spécialistes seuls ont assez de
génie pour la découvrir dès que le besoin s'en
fait sentir : « sous ce rapport, il est pénible de le
dire, la majorité des médecins reste, comme le public, dans un état *d'ignorance* regrettable. » C'est
bien dur, et en même temps bien imprudent, car à
part quelques exceptions rares et connues, les aliénistes sont tellement, tellement spécialisés que,
dans le monde scientifique, on ne les regarde presque
plus comme des médecins, mais comme des fantai-
sistes ou des spéculateurs. Toutes ces accusations
d'ignorance faites par les aliénistes sont simplement comiques et rappellent l'histore de ce prêtre
espagnol qui montrait en grande pompé aux fidèles
de son église un cheveu de la Sainte-Vierge; il n'a-
vait même pas de cheveux dans les doigts; et cepen-

dant tout le monde voyait et ceux qui ne voyaient pas étaient accusé d'être aveugles.

Eh bien, les médecins ordinaires sont aveugles en fait de manie raisonnante parce qu'il n'y a rien de médical à voir. Dans cette affection qui, d'après la description de M. Campagne lui-même, n'offre aucun symptôme médical, dont « l'appareil de manifestation repose tout entier sur des *nuances,* sur de simples degrés de l'activité mentale, » tout homme sensé pourra être juge, ou les aliénistes seraient les seuls sur la terre possédant la raison et pouvant établir ce qui est déraisonnable.

Mais lisons cette description sommaire et voyons si c'est bien par ignorance que les médecins ordinaires refusent de reconnaître la maladie décrite par M. Campagne : « Les maniaques raisonnants ont tous une sensibilité morale vive, exagérée et très-mobile. La moindre chose, la plus légère émotion, la plus petite discussion les anime, les passionne, les exalte outre mesure ; un dîner d'amis, une partie de cartes, un petit excès de boisson, une conversation, un rien les surexcite, et alors ils parlent beaucoup, gesticulent, prennent des attitudes variées, marchent et remuent en mille façons pour se donner de l'importance. Ils s'enivrent pour ainsi

dire en parlant, les rapports sociaux, même à petite dose — si je puis parler ainsi, — étant pour
ces natures versatiles ce que sont pour les ivrognes
les boissons alcooliques et fermentées. » Voilà donc
de la folie ; jusqu'ici je n'avais jamais vu le caractère ardent, enthousiaste sous d'autres traits, et
je n'avais jamais imaginé que l'ardeur et l'enthousiasme fussent des symptômes de folie. Celui qui a
vécu et regardé autour de lui dans le monde, qui
n'est pas séquestré, sait faire la part de la sensibilité, de l'émotivité, des modes d'action, des défauts,
des vices même inhérents à chaque organisation ;
celui qui a toujours vécu au milieu des fous regarde
tout ce qui sort d'un type idéal, qu'il s'est créé,
comme de la maladie, l'un voit de l'enthousiasme,
une exaltation normale où l'autre voit une exaltation
symptomatique, une véritable excitation. « Leur
exaltation apparaît et disparaît avec la plus grande
facilité : on les voit soutenir avec feu une thèse
quelconque, et un moment après l'effervescence
tombe... (Mais si elle ne tombait pas, que dirait
M. Campagne, et pour le coup cette excitation serait
maladive et devrait entraîner une séquestration). .
et le calme revient dans l'esprit de ces infortunés...
(il me semble que cela se passe ainsi dans toutes les

conversations, discussions, griseries, etc...). Mais qu'un incident insignifiant vienne mettre en mouvement leur sensibilité inquiète et fantasque, et aussitôt ils présenteront à nouveau des signes non équivoques d'exaltation mentale. » M. Campagne a-t-il jamais assisté à une séance du Corps législatif, à une réunion politique quelconque, à une assemblée d'actionnaires, a-t-il vu la Bourse de Paris? Pourquoi ne va-t-il pas au Sénat quand parle Sainte-Beuve, il pourrait observer des emportements et des colères qui n'ont plus pour excuse le feu de la jeunesse ou la force de l'âge mûr et que ne peuvent contenir le froid des ans et la crainte de l'apoplexie. Connaît-il les emportements du sénateur Ségur d'Aguesseau? Cependant M. Campagne n'oserait dire que ces viellards sont aliénés, et la colère de sénateur n'est pas encore devenue un symptôme.

Malheur à l'enthousiaste s'il est versatile, ce qui arrive ordinairement : « regarder, désirer, et devenir indifférents, voilà les trois stades qu'ils parcourent avec une rapidité incroyable. » Sauf la rapidité incroyable dont M. Campagne ne donne pas la mesure, ces trois stades peuvent s'observer dans tous les caractères ; la persévérance est une des vertus les plus rares, c'est presque le génie, c'est dans tous les cas la caractéristique des grands caractères. Toutefois il est impossible de trouver un homme, même parmi les mieux trempés, qui n'ait été inconstant dans sa vie.

Pour les femmes c'est bien autre chose :

> Souvent femme varie ;
> Bien fol est qui s'y fie.

M. Campagne a le don de jeter le trouble dans l'esprit avec les morceaux les mieux travaillés, dont il a le plus limé le style : « actifs, remuants, satisfaits, joyeux, dissipateurs, et jouissant habituellement d'une lucidité intellectuelle presque complète, ils trouvent partout et toujours des défenseurs maladroits constamment prêts, sans les connaître, à les déclarer sains d'esprit. Il est vrai que, de leur côté, ces malades justifient souvent la bonne opinion qu'ils inspirent dans la société, par l'enchaînement, l'à-propos et parfois la finesse de leurs réflexions. Et, comme les individus qui ne délirent pas d'une manière très-apparente, *ni en actes, ni en paroles, et qui ne sont le jouet d'aucune fausse sensation*, paraissent parfaitement raisonnables aux yeux du public, il en résulte que ces insensés, quoique désagréables et dangereux, font croire aisément à l'intégrité de leurs facultés mentales. » Notons d'abord que le mot *dangereux* est là pour la forme, car nous lisons plus loin : « Les penchants au meurtre, au suicide, nous l'avons déjà dit, ne se rencontrent pas chez le maniaque raisonnant. » C'est assez clair ; et plus loin : « Le plus souvent il est presque inoffensif, au point de vue physique, et quand il se livre à un acte de violence, c'est uniquement pour réagir contre une atteinte, ou pour débarrasser sa route d'un obstacle importun. » Ce qui revient à dire : Cet animal est bien méchant, quand on l'attaque il se défend. Le mot *dangereux* biffé par M. Campagne lui-même, voyons ce qui reste. Évidemment l'esprit n'est pas satisfait après avoir lu : « jouissant d'une lucidité intellectuelle presque complète, » et encore : « Les individus qui ne délirent pas d'une manière très-apparente. » Mais on reste stupéfait quand on voit plus loin que ces aliénés *pas tout à fait lucides*, qui délirent avec une telle discrétion qu'il est difficile de s'en apercevoir, ont de l'enchaînement, de l'à-propos et souvent de la finesse dans leurs réflexions, et ne sont le jouet d'aucune fausse sensation ; qu'est-ce donc que le délire si ce n'est absolument le contraire ?

Ces descriptions d'ensemble, pas plus que les

classifications, n'ont pu, jusqu'à présent, faire bien saisir les limites de la maladie; entrons dans l'étude des symptômes et essayons d'y voir plus clair.

SYMPTOMATOLOGIE.

Il est bon d'énumérer, d'après M. Campagne *lui-même*, ce qu'on ne trouve pas dans la manie raisonnante, afin d'analyser plus facilement la valeur de ce qu'il y trouve.

La sensibilité physique n'est pas altérée.

On ne rencontre, dans cette maladie, ni paralysies, ni spasmes, ni contractures, ni convulsions.

Les fonctions digestives s'exécutent bien, on n'observe que « des inappétences, des embarras gastriques légers au commencement des périodes d'abattement. » Or, nous verrons ce que sont ces périodes d'abattement et nous nous expliquerons les inappétences.

Pas de goût bizarre, pas d'appétit exagéré.

Circulation, respiration, sécrétions intactes.

Fonctions génésiques normales.

Insomnies très-rares.

Jusqu'ici, cela ne va pas trop mal. Entrons dans le domaine purement intellectuel.

Ni hallucinations, ni illusions, ni conceptions délirantes, c'est écrit : « Dans cette maladie on n'observe jamais ni les illusions, ni les hallucinations, ni ces conceptions délirantes intermédiaires entre l'idée pure et l'idée de sensation signalées par MM. Lélut et Baillarger. »

On n'observe pas non plus d'impulsions irrésistibles, « ses actions, toujours motivées, ne sont dans aucune circonstance sous la dépendance directe d'un *penchant instinctif aveugle, irrésistible*. »

Nous ne voyons rien jusqu'ici de ce que Marcé appelait : *lésions primitives partielles de l'intelligence;* et s'il n'y a ni illusions, ni hallucinations, ni délire systématisé, ni impulsions irrésistibles, ce n'est, toujours d'après Marcé, que dans *les lésions intellectuelles générales,* c'est-à-dire : l'excitation ou la dépression, que l'on doit trouver les symptômes, ou bien encore toute la maladie consiste dans l'infériorité congénitale de l'intelligence, dans l'imbécillité. Mais le nom même de la maladie, manie raisonnante, écarte l'idée de dépression; c'est par conséquent dans l'excitation ou dans l'imbécillité que nous devons trouver la clef de la symptomatologie de cette affection. Nous en arrivons ainsi, en analysant les affirmations de

M. Campagne, à la conclusion du sage et savant Marcé : « Je ne saurais, dit-il, admettre cette situation mentale à titre d'entité pathologique distincte. Tous les faits de cette nature que j'ai recueillis se rangent, pour moi, en deux catégories. Ce sont ou des états congénitaux, dont on retrouve des traces dès la première enfance et qui peuvent légitimement être rattachés à de l'imbécillité, ou des états anormaux de l'intelligence consécutifs à des accès antérieurs de folie et se rapprochant de l'excitation maniaque. »

Mais M. Campagne n'a pas admis la netteté de cette division parce qu'elle exigeait la netteté des symptômes; pour lui, la manie raisonnante est bien une espèce d'imbécillité qui n'est pas tout à fait de l'imbécillité, s'alliant à de l'excitation maniaque, qui n'est pas tout à fait de l'excitation maniaque, on en jugera par ce qu'il en dit. Cet aliéniste a travaillé dans la demi-teinte et décrit des silhouettes de symptômes, comme il le dit lui-même à la page 42; bien des gens conviendront, après avoir lu son gros livre, que sa manie raisonnante n'est qu'une silhouette de maladie maladroitement découpée, à contours hésitants, vaporeux, fugaces et perdus dans le clair-obscur du verbiage scientifique.

Voyons donc si les malades de M. Campagne sont des imbéciles ou des maniaques; commençons par l'imbécillité, analysons l'intelligence des maniaques raisonnants.

INTELLIGENCE.

On découvre avec effroi, en lisant la description de l'intelligence de ces maniaques raisonnants, que l'on a coudoyé et que l'on condoie chaque jour une quantité effroyable d'aliénés qui, au lieu de se promener sur les boulevards, de vivre au cercle, de se livrer aux affaires, devraient être enfermés à perpétuité dans une maison de santé, car il faut le dire tout de suite, la manie raisonnante est in-curable. Tous ceux qui ont un caractère tranché, une personnalité remarquée, une ambition enva-hissante, tous ceux qui n'acceptent pas de toutes pièces les vérités admises, qui les discutent, les commentent, les combattent, tous ceux qui sont enthousiastes, paresseux, passionnés, novateurs, indépendants, etc., sont malades. « Bavards, étour-dis, utopistes, prolixes, bizarres, persifleurs, ils

ont des qualités *plus brillantes que solides.* » Pour
des imbéciles, ce n'est pas mal, il y a tant de gens
du meilleur monde qui n'en ont pas autant ! Continuons : « La perspicacité ne leur manque pas ordinairement, *surtout* pour les petites choses, pour
les petites intrigues, pour les commérages de
toute sorte. » Voilà donc des imbéciles qui ont des
qualités brillantes et de la perspicacité, car le mot
surtout que M. Campagne a laissé échapper, prouve
que, s'ils en ont pour les petites choses, ils peuvent
en avoir aussi pour les grandes. Poursuivons :
« Doués d'une imagination vive, d'une compréhension facile, ils s'approprient parfaitement les
idées d'autrui, les développent, les transforment
et leur donnent un certain *cachet individuel,* original parfois, souvent bizarre : mais *la puissance
créatrice* de leur esprit ne va pas plus loin. » O imbéciles brillants, perspicaces, doués d'imagination
vive et de compréhension facile, qui avez une individualité tranchée, dont les œuvres sont originales ou même bizarres, vous serez enviés par
bien des hommes, car bien peu d'hommes ont
toutes ces qualités réunies. Bienheureux ceux qui
se distinguent par une d'elles; mais la roche Tarpéienne est près du Capitole et tremblez si vous

n'avez pas la puissance créatice ? Mais qui la possède celte puissance créalrice ? Est-ce M. Campagne ? En vérité, il aurait dû s'apercevoir, en écrivant son livre, qu'il se servait, mal il est vrai, des matériaux amassés avant lui. On n'invente rien de toute pièce, on transforme peu à peu, et toute découverte est solidaire des découvertes qui l'ont précédée. Sans unités pas de dizaines, sans point d'appui pas de levier, sans Papin pas de chemins de fer, sans marmite pas de Papin, sans feu pas de marmite, de même, sans les barbares guérisseurs des premiers âges il n'y aurait pas de Dr Campagne, ni de théories plus ou moins sensées sur la pathologie. de l'esprit. Que l'on me montre un grand philosophe qui n'ait pas transformé les travaux philosophiques de ses prédécesseurs, en leur donnant un *cachet individuel ?* quelle est la philosophie faite de toute pièce, d'un seul bloc, par un ignorant ? En transformant on crée ; Molière est là pour le prouver et Lafontaine aussi, car on ne leur refuse pas la puissance créatrice.

Je tenais à étaler ce passage, on y voit le procédé de l'auteur, des mots, toujours des grands mots sonores qui ronflent fort, mais qui ne disent rien ou se. contredisent.

Le tableau se rembrunit : « Toutes ses opinions, toutes ses appréciations portent l'empreinte d'un jugement faux. Toujours à côté de la vérité, il ne va jamais au fond des choses ; ses critiques ont un cachet d'exagération, d'âcreté, de mauvaise foi ; dictées par la passion, elles manquent d'impartialité et se signalent par trop d'intolérance, ou par une sévérité outrée. » Mais n'est-ce pas là ce que l'on entend dire chaque jour de tous les hommes par tous les hommes ? Voilà ce que pensent des critiques, littérateurs, artistes ou savants, quand ils ont été malmenés dans les feuilletons du dimanche ou du lundi, voilà ce que les critiques eux-mêmes pensent quelquefois les uns des autres ; cependant personne n'a encore osé avancer que nos Aristarques étaient frappés de manie raisonnante. Tout est possible, et cela viendra ; gare aux imprudents qui se moqueront du livre de M. Campagne.

Mais voici qui est bien plus grave : « En observant minutieusement ces infortunés, on parvient aisément à reconnaître qu'ils déraisonnent en tout, partout et toujours, quoique d'une manière vague et peu sensible parfois. » Déraisonner d'une manière vague et peu sensible ! qu'est-ce que cela ? On raisonne ou l'on déraisonne, c'est l'un ou l'autre, et il ne me serait jamais venu à l'esprit de dire que M. Campagne raisonne d'une manière vague et peu sensible.

On pourra se faire une idée de ce que M. Campagne entend par déraisonner d'une manière vague, car il ne l'explique pas, quand on saura ce qu'il appelle du délire. Suivez bien : « Appelé à donner son avis sur la moralité d'un acte de vertu, unanimement reconnu pour tel, un maniaque raisonnant, avec son jugement éminemment faux, émet une opinion contraire à celle de tout le monde, et il trouve le moyen de la justifier soit en dépréciant cet acte, soit en le critiquant ou en interprétant défavorablement les mobiles qui l'ont produit. Sa critique *raisonnable en apparence*, est d'ailleurs faite de bonne foi, et, de plus, nous la supposons dépouillée de toute passion, de tout intérêt personnel. Eh bien ! dans ce cas dégagé à dessein de tous les éléments qui pourraient le compliquer, le malade ne porte pas moins un jugement singulier, et par là, quelle que soit *la puissance de sa dialectique*, il sort du sillon commun, il manque aux règles du bon sens, *il délire.* »

Voilà le grand mot lâché ; traduit en langage simple cela veut dire : quelque bonnes et lumi-

neuses que soient vos raisons, si vous n'êtes pas de
l'avis de tout le monde, vous êtes fous.. Supposons
que le livre de M. Campagne ait vu le jour avant
1633, Galilée eût certainement achevé son existence
avec les aliénés de la pire espèce.

Mais étudions l'exemple que donne l'auteur et
voyons quelle est sa valeur.

Dire simplement un acte de vertu sans dire quel
est cet acte est bien insuffisant dans une discussion
sérieuse, car l'opinion de l'aliéniste couronné ne
fait pas loi ; donner pour preuve de la valeur de cet
acte qu'il est unanimement reconnu par tous, ne
suffit pas encore, car rien n'est plus nul, quand il
s'agit de moralité, que l'appréciation du grand
nombre qui est ordinairement soumis aux plus dé-
plorables préjugés ou aux plus tristes influences.
Un acte de vertu est, en effet, le plus souvent con-
estable et peut le plus souvent aussi s'expliquer
philosophiquement quand on connaît le caractère
de celui qui a accompli cet acte et les circonstances
dans lesquelles il a été accompli. Et puis ce qui est
acte de vertu ici n'est pas acte de vertu plus loin :
ainsi la revendication armée des droits de l'homme,
qui est regardée par les hommes les plus honnêtes
de certains pays comme un acte de haute vertu,

peut être regardée comme un crime par des hommes honnêtes d'autres contrées. Ces différences d'appréciation existent aussi dans le même pays, dans la même ville, c'est affaire de tempérament et de convention, mais non pas de folie; on peut être aussi logiquement plat qu'il faut être logique pour être grand.

Il y a quelques rares caractères dont rien ne peut faire plier la droiture; ceux-là ne sont pas atteints par l'éducation corruptrice, la convention du jour ne peut les altérer. Le grand nombre plus malléable, plus timide, moins réfléchi, accepte tout du dehors et de la tradition, parle du beau, du bien et du vrai comme son voisin de gauche, comme son voisin de droite, comme tout le monde; l'idéal ambiant le sature. La vérité morale peut n'être pas la même pour ces deux natures sans qu'il y ait maladie d'aucun côté.

Partout en effet il y a un idéal qui domine, il est fait de préjugés, d'erreurs, de paresse d'esprit, de poltronnerie : c'est le sillon commun dont parle M. Campagne. Et il faudrait marcher dans ce sillon où croupissent encore tant de vilainies sous peine de passer pour un excentrique au moins, ou pour un fou si un intérêt quelconque s'en mêle. Pour être raisonnable faut-il donc suivre la foule des moutons de Panurge qui marchent la tête basse, sans initiative, sans pensée, sans rien voir, et s'ils ont vu sans rien comprendre, ou tout au moins sans rien retenir. Nous voyons, dans l'histoire, chaque jour amener la négation d'une vérité admise la veille, nous voyons les religions se succéder, se remplacer, s'affirmer toutes les seules vraies, en condamnant, en cherchant à anéantir, au nom de la vertu et de la vérité, celles qui les avaient précédées ; faut-il donc nous coucher dans le sillon commun ?

Mais que serait-il advenu à Jésus - Christ si l'aliénation mentale avait été poussée jusqu'où M. Campagne la mène ?... Quel bel exemple de manie raisonnante !... Vagabondage, prodigalité, prêches constants, attaques contre toutes les vérités religieuses et sociales établies, excitations révolutionnaires et communistes, enfin idées ambitieuses les plus accentuées ; ne se disait-il pas fils de Dieu, Dieu même ? ce qui est le comble du délire. Tout y est, et certes Jésus sortait du sillon commun comme bien peu en sont sortis depuis, Mahomet lui-même n'offre pas un tableau symptomatologique aussi complet. Quels secours les théories de M. Campagne eussent apporté aux prêtres juifs, quels remords elles eussent évité à ce doux Pilate qui ne pouvait se décider à faire pendre l'intéressant révolution-naire. Voyez comme c'était simple : un certificat énumérant tout niaisement ces graves symptômes, et le Messie était enfermé à perpétuité comme tous les maniaques raisonnants doivent l'être selon notre auteur. Mais aussi quelles conséquences ! Apôtres dispersés ou enfermés aussi, plus d'enthousiasme populaire, plus de religion nouvelle, plus de catho-licisme, plus de schismes, plus d'inquisition, plus de bûchers, plus de massacres religieux, et l'ou ne chassepoterait pas de notre temps sur les terres du pape. O puissance du certificat !

Mais Jésus n'est pas le seul qui soit sorti de ce terrible sillon : prophètes, philosophes, savants de tous les temps et de tous les pays l'ont enjambé, l'ont franchi. Depuis la Renaissance on en compte pas mal de ces aliénés : Rabelais, et Descartes, et Locke, et d'Alembert, et Diderot, et... et tous les grands hommes parbleu !..

La religion devait jouer son rôle dans la sympto-matologie de cette affection, et tout homme qui n'est pas ce que M. Prud'homme appelle *bien pen-sant,* a des chances pour avoir son certificat de ma-niaque raisonnant : « Aimer Dieu en lui-même et

pour lui-même, parce qu'il est infiniment aimable,
voilà ce que nos maniaques répéteront facilement,
mais voilà aussi ce qu'ils ne sentiront pas. Pour eux
les délices de l'amour divin, si chères à certaines
âmes d'élites, n'existent pas. Bien plus, ces malades
sont ordinairement fort irréligieux ; ils tournent
volontiers en dérision les pratiques du culte. Le
prêtre n'est à leurs yeux qu'un homme toujours prêt
à exploiter la crédulité publique. » Sans nous arrêter à la grosse contradiction qui se trouve dans cette
phrase, constatons le danger de cette théorie qui
pousse à remplacer le fagot de l'inquisition par la
cellule de la maison des fous. Certes, je veux bien
admettre que M. Campagne ait une âme d'élite, qu'il
aime Dieu en lui-même et pour lui-même parce
qu'il est infiniment aimable (Dieu), mais il faut bien
admettre aussi que des gens raisonnables ne puissent
connaître l'amabilité de ce Dieu puisqu'on n'a jamais
pu leur prouver même son existence. Croire sans
voir et sans savoir n'est pas un fait de raison, mais
une inspiration, un souffle, une influence qui
descend directement du ciel, c'est la grâce. On ne
peut pas, évidemment, enfermer tous les gens qui
n'ont pas la grâce, on aurait trop à faire. Ce serait
cependant l'avis de M. Campagne, car il cherche à

démontrer que le scepticisme ne peut exister que
chez les esprits titubants, incertains, instables, fer-
més à certaines séries d'idées : « N'ayant pas la foi
(le maniaque raisonnant), il lui est impossible
d'avoir une conviction stable. » Alors, Diderot qui
n'avait pas la foi ne pouvait avoir de conviction
stable, et d'Alembert aussi? cependant...... Mais,
lisez la phrase suivante, M. Campagne va se démen-
tir sans le vouloir : « Le dernier qui lui prêche
l'entraîne pendant quelques instants sans le convaincre. » C'est de la belle et bonne contradiction, car si le prétendu maniaque était convaincu
à chaque nouveau prêche, son esprit serait évidemment instable. On peut être entraîné par un
discours habile, par des sophismes savamment mé-
nagés, par un art qui sait faire vibrer certaines
cordes sentimentales; mais la conviction reste, et
la réflexion anéantit un entraînement qui n'avait
été qu'une surprise. Celui qui ne serait pas acces-
sible à certaines éloquences serait insensible, de
même il serait incapable de conviction s'il ne retor-
quait, par la réflexion, des affirmations que l'art
seul a pu rendre irrésistibles en apparence. Il faut
n'avoir jamais entendu d'orateur éloquent pour ne
pas avoir remarqué ces oscillations et ces anxiétés

des esprits les plus solides ; la parole entraine la foule, elle a entraîné des peuples entiers. Donc, si les maniaques de M. Campagne ne se laissent pas convaincre par le dernier qui parle, c'est qu'ils ont l'esprit stable ; c'est le contraire de ce que l'aliéniste voulait démontrer.

« Comment donc, ajoute-t-il pour finir dignement ce paragraphe, pourrait-il avoir le sentiment de l'infini, lui qui, le plus souvent, ne croit pas à Dieu. » Ainsi, M. Campagne qui croit en Dieu, aurait donc plus le sentiment de l'infini que ne l'ont eu les encyclopédistes, que ne l'a eu Auguste Comte, que ne l'ont Littré, Robin et autres hommes d'une intelligence incontestablement saine, pour ne pas dire extrêmement élevée. Oh ! les bons grands mots, et comme cela fait bien pour éblouir les badauds et les ignares. En répétant sans cesse en se pâmant, Dieu et infini, on a l'air de comprendre l'incompréhensible et l'on se rehausse d'autant, et les naïfs se prosternent. J'ai bien connu un savant d'occasion qui prétendait se figurer à merveille, se représenter parfaitement le point mathématique qui n'a ni longueur, ni largeur, ni épaisseur.

C'est avec ce grossissement des défauts ordinaires de l'homme, ces affirmations fausses, ces contradictions grossières, cette religiosité cocasse qui, observée par lui chez un de ses sujets, deviendrait un signe de maladie, c'est avec ces grands mots charlatanesques qu'il a tracé avec aplomb le tableau des symptômes intellectuels de la manie raisonnante. Dans tout le chapitre qui a pour objet la description de ces symptômes, il n'y a pas trace d'imbécillité ou de délire.

AFFECTIVITÉ.

Jusqu'ici, tous les aliénistes avaient regardé le changement de caractère et la perversion des sentiments affectifs comme la caractéristique des folies lucides ; M. Campagne affirme qu'ils sont dans l'erreur : « Pour notre part, dit-il, nous n'avons pas craint de consulter la nature ; elle nous a dit que ces aversions si profondes, ces haines implacables de certains aliénés pour leurs parents, ne se rencontrent jamais chez les maniaques raisonnants..... Les sentiments affectifs ne sont jamais pervertis chez ces malades. » Ainsi, c'est dit et bien dit. Ah ! parbleu oui ! Voici ce qu'on lit huit lignes plus loin : « Nous dirons même plus, il n'y a pas de perversion dans les affections de nos malades, et il ne peut pas y en avoir, par la raison toute simple que cette lésion ne saurait exister dans une faculté absente. » La plaisanterie est bonne et l'on ne saurait être plus amusant ; mais est-elle à sa place dans ce livre grave, palmé et couronné ?.,.

Il est évident que chez ces gens créés sans cœur, la charité ne peut être florissante ; écoutez plutôt : « Faut-il faire l'aumône à un pauvre infirme éprouvé par le malheur, ils diront qu'il est pauvre par sa faute, que ses infirmités sont la conséquence du vice, qu'il est fainéant, ivrogne, etc...... et, non contents de lui refuser un secours, ils le dénigreront et empêcheront les autres de lui venir en aide. » C'est affreux, j'en conviens, mais M. Campagne peut-il croire que ce soit la caractéristique de la manie raisonnante, un symptôme maladif?... qu'il se détrompe. C'est le mot d'ordre des riches de tous les temps ; parlez du peuple chez des bourgeois aisés, cherchez à les émouvoir par sa misère, faites-leur toucher du doigt son impossibilité de vivre et d'élever sa famille, décrivez les plaies et les infirmités sociales, et ils vous répondront invariablement en cachant leurs écus : « Si le peuple est malheureux, c'est de sa faute, il est paresseux et ivrogne ; s'il souffre la faim et le froid, tant pis pour lui, qu'il fasse comme moi, qu'il travaille. » Si peu intéressants qu'ils soient, mettra-t-on tous ces gens là en maison de santé ?

Mais si l'esprit de charité est rare parmi les hommes, si l'amour filial et paternel manquent quelquefois chez les gens dont l'intelligence est in- contestablement bien équilibrée, il y a un senti- ment auquel personne ne peut échapper, qui nous domine tous et absorbe la plus grande et la plus belle partie de notre existence ; c'est l'amour. Dès l'abord, M. Campagne affirme que les maniaques raisonnants ne peuvent aimer ; ce serait grave si ce n'était contredit, comme teujours, par d'autres affirmations absolument contraires. Citons : « Ils sont incapables d'aimer, car pour aimer il faut sen- tir l'amour, et pour cela il faut avoir un sentiment spécial, une faculté adéquate au stimulus moral qui la met en mouvement. » Voilà qui est profond, extrêmement profond et qui me rappelle ce raison- nement connu : «Je n'aime pas les épinards, parce- que si je les aimais j'en mangerais, or, je ne puis pas les souffrir, etc... » Mais ici le mot aimer n'a pas son acception ordinaire, il est pris dans un sens restreint, c'est seulement de l'amour pur, idéal, éthéré, platonique qu'il est question, et la gravité de cette lacune est grandement diminuée par la phrase suivante : « L'amour cette belle passion de la jeunesse, n'a été pour ces malades que le cri de l'éveil des sens génésiques. » M. Campagne qui prononce si souvent le mot de physiologie, devrait bien nous définir *physiologiquement* l'amour, autrement qu'il ne l'est dans ces quatre mots.

Quiconque, physiologiste ou philosophe, a observé l'évolution sentimentale de l'adolescence, a pu voir naître le sentiment éthéré de l'amour en même temps que les facultés génésiques commençaient à se faire sentir ; l'adolescent n'a pas de l'amour pour quelqu'un, mais pour tout un sexe ; le jeune homme aime la femme, la jeune fille aime l'homme, la timidité et l'inexpérience d'un côté, et la surveillance qu'exercent les parents de l'autre empêchent les rapprochements, d'où ces curiosités, ces rougeurs, ces rêveries, leur vie entière est remplie par les sensations qu'apporte une faculté qui s'éveille, tout se rapporte à ces impressions nouvelles et absorbantes, heureux quand tous ces désirs ne s'éteignent pas dans des pratiques solitaires.

Dans l'âge mûr, l'amour platonique n'existe pas davantage, jamais on n'a vu chez un homme valide, quelque illusion qu'il se fasse, l'idée de l'amour séparée de l'idée de possession, et le premier tête à tête des amoureux le prouve bien. L'amour platonique est un de ces beaux sentiments qui n'existent que dans des phrases hypocrites ou chez de timides masturbateurs qui après avoir soupiré sous des fenêtres, au clair de la lune, vont dans l'ombre de la solitude assouvir leur passion dans une action honteuse. Depuis que le monde est monde, l'homme a aimé la femme pour la posséder : l'amour c'est l'instinct génésique poétisé. L'homme d'ailleurs n'a-t-il pas poétisé tous ses instincts? Le besoin d'alimentation lui-même est devenu un luxe, presque une cérémonie ; on ne se nourrit pas : on dîne, on lunche, on soupe. De même on ne fait pas des petits : on aime.

Aujourd'hui les mœurs sont bien plus dépravées dans le monde dit raisonnable, et qui jouit de sa liberté comme s'il l'était, que chez les fous que décrit M. Campagne, l'amour à gages triomphe et ce n'est pas sous le règne éhonté des cocottes, ce n'est pas lorsque la prostitution se pavane insolente et gagne tous les mondes, qu'il faut venir ériger la sensualité en symptôme, sous peine de se faire rire au nez. Tenez voici les mœurs de tous les temps que notre aliéniste attribue uniquement à ses préten-

dus malades : « Incapables de sentir les délices de
l'amour chaste et pur qui remplit les cœurs de la
jeunesse d'élite, il ne lui reste que le plaisir matériel, brutal, organique. Il se vante avec complaisance des scènes de débauche dont il aura été le
héros ou le témoin. » Les maniaques raisonnants
n'ont pas le privilége de la débauche et de la vanité que l'on en tire; ouvrons l'histoire, regardons
autour de nous et nous verrons que de tout temps,
comme aujourd'hui, l'immoralité et la dépravation
des mœurs ont régné sur le monde, et surtout sur
le grand monde. Eh bien donc, d'après M. Campagne, enfermons tous les grands de la terre, dont
la débauche est notoire ; c'est la première fois que
la manie raisonnante aura rendu service.

Au commencement de son livre M. Campagne a
laissé échapper une phrase qui prouve absolument
que ces prétendus malades ne sont pas incapables
d'amour: « La société a besoin de les connaître
pour se méfier de leurs tendances, *pour éviter des
alliances malheureuses.* » Pour avoir le courage de
contracter une alliance malheureuse que blâme la
famille, qui éloigne les amis et rend ordinairement
la vie difficile sinon misérable, il faut être poussé

par un amour violent, par un amour désintéressé tout au moins, ce qui est si rare.

Dans l'affectivité nous n'avons rien trouvé qui sortît du cycle ordinaire des défauts de l'humanité.

MORALITÉ.

Jusqu'ici la description symptomatologique nous a montré des hommes prodigues, enthousiastes, versátiles, vantards, doués d'une intelligence plus brillante que solide, sceptiques, incapables d'amour platonique et de tendresse de famille, mais aussi incapables de haine contre leurs parents, débauchés, utopistes, paradoxaux, etc..., ce qui est loin de constituer l'imbécillité ; elle va nous montrer leur immoralité qui n'est pas celle des imbéciles, puisque, nous allons le voir, les maniaques raisonnants sont conscients et que l'on ne peut mettre à leur passif les crimes graves contre les personnes et contre la propriété qui sont la triste conséquence de l'absence congénitale de raison.

Voici d'abord la petite théorie philosophique qui a, comme toujours, son point de départ dans la métaphysique la plus éthérée : « Sans doute l'éducation peut leur donner la notion du juste et de l'injuste, du bien et du mal; ils peuvent avoir des idées d'ordre, de religion, de justice, de moralité; mais ce qui leur manque, c'est le sentiment du bien et du mal. » Sentiment inné probablement. Mais combien de philosophes et de physiologistes affirment que la notion du bien et du mal ne s'acquiert que par l'éducation! Quoi qu'il en soit, l'éducation elle-même ne peut faire entrer cette notion dans l'esprit de l'imbécile, et c'est justement là ce qui constitue son irresponsabilité.

D'ailleurs, ce soi-disant sentiment du bien et du mal est justement ce qui rend la morale si vacillante, permet de suivre des inspirations variables et d'excuser des actions mauvaises. Celui qui, dépourvu de ce prétendu sentiment, n'a dans l'esprit que des lois apprises, des axiomes de morale nettement formulés, ne peut pas plus s'en écarter dans l'exercice de la vie, qu'un mathématicien ne peut s'écarter des axiomes mathématiques en décrivant un théorème ou en cherchant la solution d'un problème. Le sentiment a laissé commettre et a sanctifié tous les crimes, depuis l'enlèvement des enfants jusqu'à l'assassinat; c'est le sentiment du bien et du mal qui poussait les saints inquisiteurs à brûler les hé-

rétiques pour plaire à un Dieu cruel ; c'est ce sentiment qui autorise les princes à massacrer les
peuples, c'est lui qui les fait excuser ; la morale ap-
prise comme on apprend les autres sciences, ne
permet pas et ne pardonne pas ces fantaisies.

De la phrase théorique que je viens de citer,
M. Campagne tire la conséquence suivante : « N'ayant
pas le sentiment pour guide immuable dans leurs
appréciations de morale, de justice, d'amour, ils
suivent les inspirations du moment, et ces inspirations, éminemment variables selon les circonstances, ne partent que de leur égoïsme, de leur
jalousie, de leur orgueil ou de leur intérêt. *Chaque
fois que leur personnalité est en cause, ils sont mauvais juges : elle fait pencher la balance de leur
côté.* » On est mauvais juge dans sa propre cause,
cela est devenu un proverbe. Tout homme, quelque raisonnable qu'il soit, fait pencher la balance
de son côté quand il s'agit de sa personnalité.
M. Campagne lui-même en est une preuve frappante ; après avoir dit que M. Falret (rapporteur de
la commission qui a fait obtenir un prix au mauvais
livre qui nous occupe), en critiquant avec douceur
toutes ces énormités, faisait « une confusion regrettable des mots et des idées..., » après avoir

ajouté avec une élégante ironie : « Que mon honorable collègue me permette de donner la préférence
à mon opinion....., » il s'écrie : « Je vois avec peine
(l'excellent homme) que, dominé par les idées
émises par lui (M. Falret) en ouvrant la discussion
sur la folie raisonnante, il a vu mon travail à travers un prisme qui a *obscurci momentanément son
excellent jugement.* Encore une fois, je n'ai pas
voulu parler de la folie raisonnante, mais seulement de la manie raisonnante : j'ai abordé une espèce et non un groupe phrénopathique. Or, dans les
limites que je me suis imposées, *mes idées sont
l'expression exacte de la vérité.* » Pour des aliénistes aussi avancés que M. Campagne, cette affirmation serait un symptôme, pour nous c'est le
mode ordinaire de l'évolution de la pensée dans
toute discussion, dans toute divergence d'opinions.

Je dois citer une série de propositions tendant à
prouver l'immoralité de ces prétendus malades;
mais malgré le dire de M. Campagne, elles ne se
rapportent pas seulement aux maniaques raisonnants, et ressemblent trop à des allusions dangereuses pour être discutées : « Parlez-lui de ses
droits, mais gardez-vous bien de lui rappeler ses

devoirs, si vous ne voulez pas lui déplaire. » Et celle-ci : « La moralité, pour lui, n'est qu'un vain mot : son intérêt actuel, voilà la clef de toute sa morale. » Et encore : « Se fier à ces malades, c'est commettre une imprudence : leur parole d'honneur, mise en avant à tout propos, est sans portée, et la *foi du serment* résiste rarement devant l'attrait que leur inspire la flatterie ou l'intérêt. » Et bien d'autres. Mais il en est une qu'il est difficile de laisser passer, parce qu'elle est pleine d'insinuations dangereuses : « Les maniaques raisonnants lancent à tort et à travers les mots honneur, loyauté, dévouement, probité, patriotisme, désintéressement, charité. Il y a du plaisir à les entendre pérorer sur les nationalités, sur la liberté, sur la fraternité ; rien n'égale leur soi-disant patriotisme, leur prétendu dévouement à la cause commune ; seulement il ne faut pas contrôler leurs déclamations en examinant leur conduite, quand on tient à éviter une déception. » Est-ce encore une allusion? ou est-ce un excès de zèle, et cette phrase imprudente ne pourrait-elle pas servir d'arme terrible contre les républicains, les socialistes, les philosophes, aujourd'hui réprouvés, qui pourraient gêner un gouvernement tyrannique? C'est jouer un jeu dangereux que d'écrire de pareilles choses, surtout quand on a fait la théorie du sillon commun, quand on a dénoncé comme folles toutes les idées qui s'en écartent, quand on a appelé *délire* tout ce qui ne s'y traîne pas.

Les mœurs des maniaques raisonnants de M. Campagne laissent à désirer, paraît-il : « A les entendre parler, les maniaques raisonnants sont des perfections en toutes choses; ils sont d'une sévérité de mœurs admirables, mais quand on les voit agir leur voile tombe et leur immoralité apparaît. » C'est Tartuffe! Mais la tartufferie, qui n'est pas plus rare aujourd'hui qu'au temps de Molière, est-elle un symptôme de folie?... Tout homme qui a observé se méfie de prime abord de l'individu qui affiche la vertu en paroles et avec ostentation, de celui qui entasse tirade sur tirade à propos de moralité, de bien et de Dieu. Quelques-uns même, plus soupçonneux, se tiennent sur leurs gardes dès qu'ils entendent une personne jongler avec les mots : âme, Dieu, infini, en tombant dans des pamoisons admiratives qui pourraient faire croire aux hommes candides et simples qu'elle est dans le secret de la comédie. On a grande chance de ne pas se tromper en disant de celui qui se vante d'aimer

Dieu pour cette unique raison, qu'il est infiniment aimable : cet homme ment; à moins qu'il ne soit halluciné. Tartuffe est partout et en tout, dans le salon et dans la rue, chez le grand et chez le petit, dans le livre comme dans la conversation, en science comme en religion; il est plus ou moins adroit, mais, quoi qu'il fasse, on peut toujours le montrer du doigt dans tous les lieux où il se trouve; cependant, malgré sa dépravation et son hypocrisie, Tartuffe n'est pas fou.

L'immoralité que M. Campagne attribue à son maniaque raisonnant est loin d'atteindre celle que nous observons dans le monde, et dans le meilleur : « L'observation la plus attentive, dit-il, la plus minutieuse ne parvient dans aucun cas à constater dans la manie raisonnante ces troubles profonds des instincts si caractéristiques de certaines aliénations mentales. Le penchant au suicide, *les penchants génésiques contre nature*, n'existent pas chez ces malheureux, quoi qu'on en ait dit. » Il n'y a certes pas que des aliénés qui aient de ces troubles profonds des instincts ; de temps en temps quelques histoires scandaleuses qui s'ébruitent, quelques procès dont on connaît le dégoûtant objet nous prouvent que l'immoralité est bien loin d'être l'apanage exclusif de la folie.

Quelques maniaques raisonnants sont voleurs, M. Campagne l'affirme, et je le croirai jusqu'à ce qu'il se soit démenti lui-même ; il se trompe toutefois quand il croit avoir donné aux crimes de ses malades un caractère spécial : « Ils ne volent pas pour s'enrichir, dit-il, ni pour obéir à une impulsion irrésistible ; ils volent uniquement pour suivre des inspirations étrangères à la cupidité, et provenant de l'énergie de leurs désirs ou de leurs passions. » Mais n'est-ce pas là le mobile ordinaire de tous les vols ? il est bien rare qu'un voleur prenne le bien d'autrui pour le mettre à la caisse d'épargne, pour faire un sort à sa famille, ou pour le cadenasser dans un coffre-fort. Ce sont toujours les passions qui poussent au crime, le désir de jouir ou simplement de briller, car la vanité devient le vice dominant du moment actuel ; entraînent, aveuglent, pervertissent ; les uns fouillent dans les poches, les plus huppés fouillent dans des caisses pour payer leur débauche et leur luxe, mais le mobile comme le crime est toujours le même. La *Gazette des tribunaux* démontre que ce n'est jamais le désir de placer de l'argent qui a poussé au meurtre et à la rapine. Si un aliéniste avait à examiner un homme rendu criminel par le seul désir d'entasser des écus, n'aurait-il pas plus de raisons, et de meilleures raisons, pour affirmer une affection cérébrale, que dans le cas où la passion, la débauche, la paresse ou même la vanité seraient les mobiles évidents de ses crimes. Il est bon de se rappeler le mot de de ce magistrat qui disait chaque fois qu'il avait un crime à instruire : où est la femme ?...

Mais je suis tout surpris de trouver la phrase suivante qui déroute quand on veut suivre logiquement la symptomatologie tracée par l'auteur: « Leur sensibilité morale toujours mobile, fantasque, irrégulière, tantôt affaisée, tantôt exaltée, n'est jamais pervertie, et leurs goûts marqués au coin de l'originalité ou de l'extravagance, ne vont jamais jusqu'à la perversion. » Comment, cette immoralité dont M. Campagne faisait un si noir tableau n'est pas de la perversion, et cette propension au vol ne serait donc que de l'originalité ou de l'extravagance ?... Vraiment l'auteur s'oublie par trop et de pareilles contradictions dépassent tout ce qu'on peut imaginer d'instabilité d'esprit, d'absence d'observation, de dédain du probable ; tout cela a l'air d'être fait d'imagination, au hasard ; il faut qu'il n'ait pas pris le soin de se relire, cet aliéniste, pour laisser dans ces pages si pompeusement graves, des

phrases si contradictoires. Mais, si les contradictions continuent et sont poussées jusqu'à l'absurde, les vices de l'humanité, les passions, les défauts de caractère continuent aussi à être décrits
comme symptômes, et à être les seuls symptômes
de la manie raisonnante ; c'est toujours ce même
système qui permet de se débarrasser avec aisance
et facilité d'une personnalité génante.

VOLONTÉ.

Une des choses qui m'ont le plus frappé dans cette
œuvre d'imagination, c'est la façon dont l'ingénieux
inventeur de la manie raisonnante mesure la volonté. Les maniaques raisonnants « ne possèdent
pas une grande force de caractère, » le moyen qu'il
emploie pour le constater est doublement cruel
car il est inutile : celui qui a la moindre habitude de
l'observation de l'esprit humain n'est pas long à
reconnaître la force ou la faiblesse de la volonté,
c'est même la fonction cérébrale qui se trahit le
plus vite dans son intensité. Mais M. Campagne n'a
que faire de l'observation, il a un moyen mécani-
que, commode et sûr, peu agréable pour le patient,
mais qu'importe !... le voici : « La douche est un

excellent moyen pour mesurer le degré d'énergie
des aliénés», il est évident que le bâton, le fer rouge,
ou le bistouri arriveraient au même résultat, et par
le même moyen : la douleur. Que vont penser les
humanitaires de ce dynamomètre ?... « Lorsque le
médecin juge opportun d'employer ce remède (il
veut dire cette torture), les fous lucides doués d'une
grande fermeté le supportent très-bien et ne transi-
gent jamais avec leur conscience en avouant des
torts qu'ils ne se reconnaissent pas. Au contraire,
sous la même influence, les aliénés d'un naturel
faible demandent pardon immédiatement et n'hési-
tent pas à s'avouer coupables, alors qu'ils se croient
innocents. Les maniaques raisonnants sont dans ce
cas. Sans doute pour *s'épargner la douleur physique*
ces êtres fins, astucieux, rusés sont capables de
faire les aveux les plus explicites et cela d'autant
mieux, qu'ils savent parfaitement que tout autre
expédient ne conduirait à rien. » Voilà le procédé !
on a depuis longtemps aboli la torture dans l'instruction des affaires criminelles, M. Campagne la
rétablit pour chercher le degré d'énergie des malades qu'il examine. L'aveu est tout au moins can-
dide.

Nous venons de voir le tortionnaire, grattons

encore un peu, nous allons trouver le prud'homme:
« Mais le praticien habitué à ces sortes de malices
(il gouaille vraiment!), loin de se laisser tromper
par de simples apparences, plonge son regard jusqu'au fond de leur pensée et parvient à y découvrir
le secret qu'on y cachait. » Voyez-vous ce regard
d'aigle qui plonge, à travers de simples apparences
jusqu'au fond de la pensée du douché qui demande
grâce?... quelle perspicacité, quelle puissance, quel
œil!... et aussi quel imposant tableau !...

EXCITATION.

Jusqu'ici les symptômes intellectuels donnés par
M. Campagne sont loin de nous permettre de ran-
ger ses maniaques raisonnants dans la classe des
imbéciles. Voyons si l'on peut les classer parmi
les maniaques, à quelque degré que ce soit.

C'est dans l'asile seulement que M. Campagne a
pu étudier l'excitation maniaque de ces prétendus
malades, aussi n'est-ce que celle-là qu'il décrit,
sans citer d'exemple ou sans mentionner les excitations maniaques qui ont eu lieu en dehors de
l'hospice ; on se demande dès l'abord si cette excitation aurait eu lieu l'homme restant libre.

Que l'on se rende compte de la situation de l'individu, doué de l'intelligence et de la sensibilité que M. Campagne reconnaît à ses malades, enfermé tout à coup dans une maison d'aliénés, quelle que soit la santé de son esprit, il aura lui aussi son accès d'excitation maniaque. Jusque-là il était habitué à la vie libre, indépendante ; jusque-là il pouvait parler en toute sincérité de cœur, étaler ses pensées, ses théories, il discutait quelquefois, souvent même, bruyamment peut-être, mais son interlocuteur discutait avec lui et ne s'imposait pas comme le médecin en face de son malade. Aujourd'hui il ne peut aller où il veut, ses affaires ou ses projets sont arrêtés, sa vie est soumise à une règle qu'il n'a pas acceptée ; le monde dont il est entouré est composé de fous et de gardiens sans éducation, ses actions sont analysées, ses idées sont combattues par un homme qui au milieu de tous ces malades se regarde comme la raison même ; toute pensée qui sort du sillon commun, toute théorie, toute critique, toute réclamation sont régardées comme autant de symptômes ; avant sa séquestration le prétendu malade pouvait opposer des arguments à des arguments, il ne le peut plus aujourd'hui, l'opinion du médecin traitant est la seule vraie, la seule bonne, toute la vérité enfin, et quelque doux que soit ce médecin, cette vérité est imposée avec la supériorité et l'infaillibilité que donne la saine raison brevetée avec la garantie du gouvernement.

Pendant un temps l'espoir soutient, la conviction que la santé intellectuelle ne peut être méconnue fait prendre patience. Mais peu à peu arrive l'irritation, l'on est surpris et inquiet de voir la raison si difficile à découvrir, on réclame, on supplie, et un beau jour l'on apprend que l'on est fou, bien fou et enfermé comme tel. Le malheureux se demande alors quand pourra cesser sa captivité et il se répond avec raison et sans connaître la théorie de la manie raisonnante : toujours. Car il sent bien qu'il a toujours été ce qu'il est, qu'il ne changera pas et ne pourra guérir par conséquent. Ses réclamations resteront inutiles, l'affirmation de sa santé intellectuelle n'ouvrira pas les portes de l'asile, il le sait, car il a vu les plus malades affirmer absolument comme lui leur bon sens, leur raison. Peu à peu le caractère s'aigrit, la colère s'amoncèle, elle est aiguisée par toutes les pensées lugubres que fait naître la perspective d'un pareil avenir, et un jour, à bout de patience, épuisé par la lutte inutile, hors de lui, il est pris de la fureur du désespoir. C'est cette révolte naturelle que M. Campagne appelle l'agitation. Voici le tableau : « Par moments son exaltation prend les proportions de l'agitation. Dans ces circonstances, le maniaque raisonnant déchire ses vêtements, bouleverse ou détruit sa literie, brise les meubles, crie de façon à inspirer la pitié des gardiens ou des autres aliénés, attire par ses gémissements plaintifs ou rauques, l'attention de son entourage, pousse de véritables hurlements, se roule par terre, pleure, s'égratigne, et les injures se pressent sur ses lèvres écumantes. Peut-on demander une agitation plus vive, mieux acentuée? M. Falret oubliait probablement ces lignes, quand il nous adressait le reproche d'avoir parlé « du caractère de nos maniaques sans insister sur les traits vraiment pathologiques qui peuvent permettre au médecin expérimenté de le distinguer du caractère normal. » Est-ce que le caractère ordinaire est jamais accompagné d'accès d'agitation? »

M. Campagne est sublime! Certainement un caractère ordinaire, dans les conditions habituelles de la vie, n'aura pas des accès de fureur; mais enfermez dans une maison de fous ce caractère ordinaire, et vous verrez au bout de quelque temps.

D'ailleurs ce n'est que dans l'asile que les maniaques raisonnants ont de ces accès d'agitation ; si ces accès s'étaient présentés au dehors, on eût enfermé ces malades non comme fous lucides, mais comme atteints d'accès de manie aiguë. Non, cette agitation-là n'est pas un symptôme, c'est la révolte fatale de l'animal habitué à la liberté, qui, dès qu'il est enfermé, hurle de rage, ronge les barreaux de sa cage, et mord tout ce qui l'approche ; c'est la folie du désespoir saisissant tout homme qui sent ses forces physiques et intellectuelles rester impuissantes, qui est pris, enserré, maintenu, corrigé, camisolé, douché à perpétuité, sans secours, sans espoir, sans vengeance. Qu'on choisisse l'individu le plus sain d'esprit et en même temps le plus calme, au bout de trois mois, au plus tard, de séquestration dans une maison de fous, il aura eu son accès de fureur écumante. Non, je le répète, ce n'est pas là un symptôme, c'est un mouvement naturel, c'est la révolte du plus faible, du vaincu.

Mais quand il s'agit de l'agitation chez les femmes atteintes de manie raisonnante, M. Campagne devient naïf : « Chez les femmes l'agitation coïncide, ou plutôt survient avec les époques menstruelles ; elle les précède de deux ou trois jours, les accompagne pendant leur durée et persiste plus ou moins après la cessation de la fluxion cataméniale, qui n'est jamais, dans cette maladie, en dehors de toute circonstance exceptionnelle, ni altérée ni suspendue; ensuite apparaît la prostration qui dure cinq ou six jours seulement. » M. Campagne n'a-t-il donc jamais vu une femme saine d'esprit à l'époque de ses règles? Ignore-t-il que toutes ont à ce moment des troubles nerveux plus ou moins accentués, que le caractère change, que le plus souvent l'humeur est altérée, acariâtre, la sensibilité développée, les idées tristes, les larmes faciles? Peut-on être surpris que dans ce moment de trouble général pour toutes, la femme enfermée avec des folles ait cette tendance physiologique augmentée, exaspérée par sa réclusion même ? Quant à cette fatigue qu'il cite comme suivant l'éqoque menstruelle, elle se fait sentir de même chez toutes sans exception.

Les maniaques raisonnants de M. Campagne n'ont pas plus d'accès de manie qu'ils ne sont des imbéciles. Dans toute la symptomatologie étalée par l'aliéniste il n'y a rien de sérieux, et quand par hasard il trouve quelque chose qui ressemble à un symptôme, vite une contradiction vient l'anéantir.

VAR IÉTÉS ORGUEILLEUSE, ÉGOÏSTE, ENVIEUSE.

La manie raisonnante, espèce du groupe des folies lucides, selon M. Campagne, comprend, comme no us l'avons vu plus haut, trois variétés que nous allon s examiner rapidement malgré les énormités qu'on y trouve.

Dans la variété orgueilleuse, décrite par notre auteur, l'orgueil ne va jamais jusqu'au délire; c'est ce défaut tel que nous le voyons chaque jour dans le monde avec ses différences, ses nuances qui tien- nent au tempérament, au milieu et aux circonstances, c'est l'orgueil physiologique si j'ose m'exprimer ainsi. Tout homme a une haute idée de soi, tout homme se croit le plus clairvoyant, le plus sensé, le plus habile, toutes les entreprises qui manquent sont attribuées à la mauvaise foi des autres ou à la mauvaise chance; on trouve toujours une raison pour excuser un échec et l'on se garde d'accu- ser jamais son insuffisance personnelle qui en est ordinairement la seule cause. L'orgueil, ou amour admiratif de soi-même, est un sentiment qui domine l'humanité. Mais ce défaut fait en partie nos grandes qualités sociales, d'un côté il nous pousse à la revendication et au maintien de nos droits, de l'autre il est la source de l'émulation qui excite chaque homme à s'élever au-dessus de ses voisins, l'orgueil fait l'individualité. Il est évident que l'idéal n'est pas le même pour tous et tient au milieu dans lequel on gravite ; le paysan, le bourgeois, l'homme du monde, le commerçant, le savant et aussi l'homme de plaisir ou de débauche ont chacun leur orgueil spécial ; le forçat, lui-même, ne taille-t-il pas sa gloire dans ses crimes ? Nous nous moquons des prétentions du voisin selon nos positions respectives et notre idéal particulier, et si nous rions du paysan qui est bouffi d'orgueil en montrant son porc superbe ou ses carottes exceptionnelles, il rit de pitié, à son tour, du savant à la recherche de problèmes scientifiques dont la solution ne doit pas lui rapporter un sou. Chacun regarde son opinion comme la meilleure ; en politique, en philosophie, en affaires, chacun est convaincu que son point de vue est le seul excellent. A la ferme comme à l'institut, dans les réunions de chiffonniers comme dans les réunions du monde le plus brillant, chez les plus ignorants comme chez les plus érudits, on dit sans cesse : ah ! si tout le monde était de mon avis, si on voulait m'écouter, si on voulait me croire, etc..., tout irait bien mieux.

Qui n'a entendu de ces phrases dans tous les mondes qu'il lui a été donné de voir et d'observer.

C'est l'instruction qui élève l'idéal et par conséquent fait l'orgueil de plus en plus noble ; mais l'orgueil existe chez tous, grands et petits, savants et ignorants, et chacun est fier des qualités qu'il possède et dont il exagère toujours la valeur. Il faut d'ailleurs que l'illusion soit bien facile, puisqu'elle est générale et que l'homme l'étend de lui-même à ce qui l'entoure. Qui n'a cité mille fois cette tendance universelle à trouver tout ce que l'on possède comme ayant des vertus spéciales qui l'élèvent au dessus des objets de même valeur, et même de valeur supérieure. Le chien, le cheval, la maison, etc... ont des qualités que l'on ne retrouve pas ailleurs à partir du jour où on les possède, dès qu'on peut dire : C'est à moi. C'est ce qui fait l'orgueil national, le chauvinisme ; le Français, l'Allemand, l'Anglais, l'Italien, l'Espagnol, tous les peuples enfin, sont convaincus que leur pays est le plus beau de la terre, le premier du monde ; et aussi chacun trouve le coin où il est né le plus beau de la patrie. Quelle est la mère qui ne regarde pas son petit comme une merveille de beauté et d'esprit, et si ses défectuosités sont par trop évidentes, elle trouve le moyen de lui découvrir des qualités qui le mettent encore bien au dessus des enfants qui ne sont pas à elle. Tout cela est d'une évidence banale.

L'amour admiratif de soi-même, l'exagération de ses propres qualités, quelles qu'elles soient, ne sont donc pas du délire, c'est le lot commun, c'est la règle.

Mais, quand on entend dire à un homme qui n'est rien et n'a rien : Je suis millionnaire, je suis roi, je suis amiral, maréchal, j'ai fait mille chef-d'œuvre, etc..., il y a délire, puisqu'il y a erreur contestable et vérifiable par les sens, erreur aussi sensible que celle du malade qui croit toucher de l'or quand il touche un caillou, ou celle de l'halluciné qui croit voir un monstre, un château, un homme, un Dieu, là où il n'y a rien. Dans ce cas, le contenu des idées, comme dit Griesinger, est faux, c'est-à-dire, n'est plus en harmonie avec le monde extérieur et les faits antérieurs de la vie.

Mais ce n'est pas là ce que M. Campagne appelle le délire orgueilleux de ses maniaques raisonnants, et c'est bien l'orgueil physiologique dont il a fait un symptôme. Voyez plutôt : « L'exagération du moi, sous diverses formes, constitue le pivot au-

tour duquel viennent converger toutes les forces
morales. » C'est l'accusation qu'on lance ordinairement contre tout homme dont le nom émerge et se
fait remarquer par la foule, à n'importe quel titre ;
et ce n'est pas sans raison, car toute personnalité
qui surgit est due à cette exagération du moi :
grandes fortunes, grandes œuvres, grande puissance
n'ont pas d'autres sources. Mais tout le monde n'a
pas le génie, la force ou le cynisme qui met en
vedette ou en place. Cependant, ce n'est pas le mérite qui occupe toujours le premier rang; qui n'a
connu des hommes d'une valeur incontestable
rester méconnus, inconnus, végéter souvent, souffrir la misère quelquefois? Sont-ils donc des maniaques raisonnants tous ceux qui croient leur mérite au dessus de la position qu'ils occupent? Voyez:
« Un maniaque raisonnant, *parfaitement tranquille*,
souffre silencieusement dans son orgueil, de voir
autour de lui sa supériorité méconnue. » Notons,
en passant, qu'il y a des maniaques raisonnants
parfaitement tranquilles, qui peuvent *souffrir silencieusement*, ce qui n'entre pas parfaitement dans la
description faite jusqu'ici.

Mais ce maniaque raisonnant là est un sage ;
c'est une exception remarquable parmi les hommes,

car on n'a qu'à prêter l'oreille pour entendre les plaintes universelles. Personne n'est content de son lot, chacun veut davantage et croit mériter davantage ; les rois eux-mêmes se trouvent trop à l'étroit dans leurs vastes royaumes, ils veulent s'agrandir, prendre des provinces, on n'a jamais su pourquoi. Chacun, à son jour, a été dans la classe des incompris, la liste de ceux qui l'ont été toute leur vie est longue, le grand Auguste Comte est de ceux-là. Dans des sphères moins hautes, il y en a autant que d'hommes ; mais, en supposant qu'il y ait illusion, cette illusion est-elle un symptôme ? Croire que l'on a une valeur, regretter de n'avoir pu la produire, et souffrir silencieusement de son obscurité, est-ce vraiment du délire ambitieux ? Les gens qui n'ont pas été mêlés à la vie de lutte, qui ont suivi une voie toute tracée, qui n'ont pas vu dans son activité intime la société dont ils parlent, affirment tous que le mérite arrive toujours ; et l'on a beau leur citer les hautes intelligences qui sont restées inconnues jusqu'au jour de leur mort, il vous répètent sans cesse : Je suis bien arrivé, moi ! C'est l'outrecuidance de toutes les médiocrités. Et cependant, écoutez le fonctionnaire le plus platement fonctionnaire, celui que les collègues envient et qui, cepen-

dant, a avancé de grade en grade lentement, péni-
blement, passivement, comme un lourd colis que
l'on pousse ; il finira toujours par vous énumérer
avec complaisance tous les passe-droits dont il a
a été la victime.

Voici qui est bien une définition, mais il s'agit
de savoir si les hommes auxquels elle s'applique
sont des malades : « Le maniaque raisonnant n'est
autre chose qu'un amas de passions et de mauvaises
qualités gravitant autour d'un orgueil immense. »
Non, cette définition n'implique pas la maladie, non
les passions, les mauvaises qualités et l'orgueil,
quelque immense qu'il soit, ne sont pas des symptômes. Si vous êtes convaincu que c'est là de la
maladie, pourquoi n'avez-vous pas le courage de
classer parmi vos fous de la pire espèce, tous les
rois, empereurs, princes et principicules, auxquels
votre définition se rapporte si bien ?

Mais ce n'est pas chez les princes que M. Campagne trouvera jamais des symptômes ; voici le
portrait de son maniaque dans l'exercice de son
orgueil : « Observez-le un moment, prenant part à
la conversation dans un cercle composé de personnes de son âge, de sa condition, et vous le verrez au milieu d'elles étalant une supériorité exor-

bitante, discutant avec chaleur une idée, une opinion, critiquant les uns, attaquant les autres, gesticulant sans cesse, mettant en relief de temps en temps ses actes ou ses pensées antérieurs, entrant dans des digressions interminables, parlant plus souvent qu'à son tour, interrompant à chaque instant ceux qui parviennent à s'emparer de la parole, faisant des réflexions bonnes ou mauvaises sur toute chose, et ne donnant en rien une conclusion nette et précise. Il brille dans les clubs et dans les réunions, où la vivacité des apostrophes remplace les bons arguments ; l'enthousiasme le gagne facilement et contribue à le mettre en évidence ; la gloriole le séduit et l'entraîne hors de la voie du bon sens et de la raison. » On croirait lire le portrait d'un ministre écrit par un journal de l'opposition, ou le portrait d'un député de l'opposition tracé par le journal d'un ministre ? Que de ces fous ne voit-on pas au moment où une idée politique échauffe les têtes ? Tout enthousiaste, toute nature ardente, animée par la lutte, offrira ces symptômes, c'est ce que l'on rencontrera sur la place publique, dans les réunions politiques, dans les cafés, dans les familles même. Si M. Campagne se fût trouvé à Paris pendant les quinze jours qui ont précédé les dernières élections, il eût pu signer un certificat collectif pour les cent mille hommes qui s'agitaient dans la lutte; c'étaient tous des maniaques qui raisonnaient, qui raisonnaient!

Seuls, les insensibles aux questions de la chose publique, les indifférents et les plats égoïstes, complices par leur lâche et coupable inertie de l'épuisement et de la déchéance de leur patrie, eussent trouvé grâce à ses yeux. Et encore, n'y aurait-il pas là, pour le délicat aliéniste, selon la direction des vents politiques bien entendu, un signe d'affaissement ou de paresse maladive, et par conséquent motif à certificat?..... *Chi lo sa....*

Maintenant, au tour des femmes; c'est le bouquet... naturellement : « Lorsque la personnalité prend un peu la forme vaniteuse, ce qui a lieu parfois chez la femme atteinte de cette triste maladie, elle ne songe qu'à sa toilette et à faire parler de sa personne de n'importe quelle façon; elle ne manque pas d'une certaine tenue : sa mise extérieure est toujours élégante, d'une propreté irréprochable, ce qui ne l'empêche pas de se négliger dans son ménage et même dans la partie non apparente de ses effets d'habillement. Elle est heureuse quand une robe, un châle, lui attirent les regards des promeneurs. Son bonheur est au comble si sa toilette ou sa figure excite la jalousie de ses voisines. » On peut tirer l'échelle après cette description qui montre le procédé avec trop de cynisme, et montre nettement comment et avec quoi on peut faire des symptômes. Certes, on a beaucoup écrit contre le luxe des femmes, mais il n'était encore pas venu à l'idée d'un Dupin quelconque de regarder et de dénoncer la coquetterie comme un symptôme de folie incurable.

Je trouve deux exemples de délire orgueilleux; je m'empresse de les citer, les exemples sont si rares dans ce livre! D'ailleurs ils démontrent que les dictons les plus vulgaires ou les phrases philosophiques obscures peuvent tourner contre ceux qui les prononcent : « Le moule qui me fit, disait un de mes malades, se brisa après ma naissance. » C'est le travestissement en termes nobles d'une phrase populaire qui se prononce à tous les carrefours. Qui n'a entendu les vieillards dire en citant leur force, leur courage, les hauts faits de leur jeunesse et de leurs contemporains : « On n'en fait plus comme cela, le moule est cassé... Autrefois, de mon temps tout était mieux qu'à présent» est un proverbe connu qui se chante, c'est la rengaîne des gens d'âge, et déjà à quarante ans on se sent envahi par cette opinion décrépite, par cet injuste dédain des choses et de la jeunesse du jour ; c'est le déclin qui commence.

Voici un autre exemple de délire ambitieux : « Il n'y a qu'un Dieu, s'il y en a un, ce qui est douteux, nous disait un autre maniaque, mais il n'y a certainement qu'un moi. » Je ne vois pas dans cette phrase un signe d'orgueil, elle ne me paraît exprimer qu'un degré de certitude ; voici comment je la comprends pour ma part : si l'on pouvait affirmer l'existence de Dieu, on pourrait affirmer son unité, mais il n'y a pas de preuves de son existence ; quant à moi, je me sens vivant et un, je ne puis douter de l'unité de mon moi sans douter du même coup de mon existence même, ce qui ne peut arriver sans hallucination ou paralysie de tous les sens. Comprise ainsi, la phrase pourrait évidemment être discutée, mais ne passerait jamais pour l'expression du délire ambitieux. Ces exemples me paraissent aussi peu probants que la description.

La variété égoïste de M. Campagne n'est que la description du caractère égoïste. Le maniaque égoïste est acariâtre, difficile, intolérant, a une tendance marquée vers l'avarice s'il n'est complète-

ment avare, rapporte tout à lui-même et à son intérêt, regarde ce qu'il fait comme ce qu'il y a de
mieux, ce qu'il y a de plus digne de récompense ;
dans les asiles, et c'est là le grand grief, il se plaint
de tout, du régime, des gardiens, des médecins, etc.
Mais franchement cela ne peut surprendre que
M. Campagne. Voici les allures de cette variété de
maniaque raisonnant : « Sa tenue n'est pas recher-
chée, ses manières ont quelque chose d'inculte, de
brutal, de matériel. Préférant en tout le solide au
bon goût, il aimera en fait d'objets de toilette les
choses durables; en fait de régime, les aliments
substantiels (l'insensé !). Le brillant, sous quelque
forme qu'il soit, ne le séduit pas. » Est-ce du sage
Caton qu'il est question ? Non, c'est d'un fou. Je sais
bien qu'il y a dans cette phrase que ses manières
ont quelque chose de matériel, mais cela ne me gâte
pas le typé parce que je ne comprends pas ce que
sont des matières matérielles et que M. Campagne
ne pourra jamais expliquer cette qualification des
manières. D'ailleurs, prenez le contre-pied de la
description et certainement vous formulerez pour
cet aliéniste un nouveau type d'aliéné.

La variété envieuse est, selon le procédé habituel,
la description du caractère envieux. En forçant le

trait, en exagérant un peu les ombres et les lumiè-
res on peut faire illusion ; mais ici l'illusion même
n'est plus possible. Voici la catéristique de cette variété d'aliéné : sa critique est vive, acerbe, élo-
quente, il attaque tout ce qui est supérieur, ou tout
ce qui le gène, ou même ce qui ne le gène pas.
Mais en revenant de n'importe quelle réunion de
gens sensés, et en faisant la somme de ce qu'on y
a entendu on se convaincra que toute la conversation s'est composée de critique, et que la plus vio-
lente a été la plus écoutée, la plus goûtée, celle qui
a le plus amusé. M. Campagne prétend que les
femmes sont plus souvent atteintes de cette forme
que les hommes. Parbleu ! ne sait-on pas qu'elles
sont les plus bavardes?

ANATOMIE PATHOLOGIQUE.

Avec un air grave, quelques mots de l'argot
scientifique et beaucoup d'aplomb, on peut faire de
rien une symptomatologie ; mais quand on arrive
au côté réellement scientifique de la question, on
court le risque de n'avoir rien à dire ou de dire des
sottises si l'on veut parler. M. Campagne a parlé, il
a tracé l'anatomie pathologique de la manie raison-

nante de la façon que vous allez voir. En tout, ce savant scrupuleux a fait une autopsie et prétend n'avoir rien trouvé ; je le crois bien ! D'ailleurs, il ajoute avec la plus amusante innocence, que l'on n'a pas fait l'examen microscopique. Voyez-vous ce Monsieur si sévère, si affirmatif, qui a la chance d'avoir sous son scalpel un de ces cas contestés par tant de monde, dont l'histoire est si obscure, il l'avoue à plusieurs reprises, et qui néglige un élément précieux de contrôle scientifique.

Il est vrai que ce savant peut se passer de microscope, de recherches cadavériques et de cadavres pour décrouvrir le siége des maladies mentales, de même qu'il n'avait nullement besoin de maniaques raisonnants pour découvrir la manie raisonnante, son moyen est bien plus commode ; écoutez : « L'anatomie pathologique ne nous apprend rien sur le siége de cette aliénation mentale. L'étiologie et la symptomatologie peuvent seules nous laisser croire que le mal *réside principalement dans le moral*, et notamment dans les facultés égoïstes. » Et pourquoi ne pas dire par le même procédé : dans l'indigestion le mal réside dans les facultés digestives. O Molière !

Placer le siége d'une affection dans une entité

métaphysique est une bouffonnerie démodée, et un médecin de notre temps ne peut se gausser avec cette impudence des lois de la physiologie. Aujourd'hui, quand un savant digne de ce nom ne connaît pas le siége anatomique d'une maladie quelconque, il le dit carrément, c'est à la fois plus digne et plus honnête. Mais venir écrire après une autopsie qui n'a pas été faite sérieusement, que l'anatomie pathologique ne nous apprend rien et que le mal réside dans le moral et dans les facultés égoïstes, est d'un bien triste comique. Quand un médecin croit à ce point à ces entités, à ces abstractions vides, à ces mots creux qui n'ont rien à faire avec la médecine, il doit passer son malade à un de ces médecins des âmes qui réclament actuellement le monopole du traitement des aliénés; ils sont au moins logiques ceux-là, ce sont les Campagne qui leur donnent raison. Nous médecins, nous n'avons pas à nous occuper de tout ce gâchis métaphysique, œuvre des théologiens et des phylosophes, mais du corps, de ses fonctions et de ses altérations pathologiques. Or, tout délire est un symptôme de lésion cérébrale, indique une altération dans le fonctionnement des centres nerveux dont le fonctionnement normal constitue l'intelligence saine; fouillez donc le système nerveux, analysez le cerveau dans sa texture la plus intime, et l'on aura des chances de constituer la science mentale. Prenez un microscope, vous tous diseurs de balivernes, colporteurs de métaphysique banale et charlatanesque, ne parlez que lorsque vous aurez découvert quelque chose, nous aurons la chance d'entendre moins de sottises. Et aussi on n'inventera plus de ces maladies qui, comme la manie raisonnante, peuvent permettre d'enfermer, camisoler, doucher l'homme sain d'esprit et de corps.

DIAGNOSTIC.

Avec quelque soin que l'on ait lu tout le chapitre consacré au diagnostic, on reste toujours sous le coup des doutes et des anxiétés qu'avait fait naître la description symptomatologique. En peut-il être autrement d'une maladie dont M. Campagne parle ainsi : « Mais l'observation même des maniaques raisonnants n'est-elle pas hérissée de difficultés Consultez les gardiens et les sœurs sur l'état mental de ces infortunés, et vous verrez dans leur hésitation combien votre question est embarrassante. Malgré l'habitude que leur donne un long séjour

dans un établissement, et après un examen prolongé de ces malades, les personnes qui les soi-
gnent sont fortement disposées à les prendre pour
des êtres affligés d'une perversion congénitale, plus
digne d'une maison de correction que d'un asile
d'aliénés. Le médecin spécial lui-même n'est pas
toujours à l'abri de ces hésitations, car la manie
raisonnante, il ne faut pas l'oublier, ne se traduit
guère par des phénomènes saillants : elle offre
beaucoup *de silhouettes de symptômes* et peu de
symptômes parfaitement dessinés. Son appareil de
manifestation repose tout entier sur des *nuances*,
sur de simples degrés de l'activité mentale et jamais sur des phénomènes morbides énergiquement
accusés et parfaitement reconnaissables. En outre,
cette affection morbide est très-voisine des limites
extrêmes de la physiologie.

« Elle forme le premier échelon des troubles pathologiques du moral, et parfois même les conditions de milieu suffisent pour faire paraître entièrement raisonnable l'individu atteint de manie
raisonnante. »

Mais qu'importe à M. Campagne qu'il n'y ait que
des silhouettes de symptômes?... Dans les quelques mots de philosophie médicale qui suivent on

va voir que pour lui les symptômes et la netteté
des symptômes, qui pour tout médecin sont évidemment indispensables pour poser un diagnostic,
puisque c'est à leur aide et rien que par eux qu'on
peut le poser, sont pour notre étonnant aliéniste
d'une importance très-relative. « L'école de Mont-
pellier, dit-il, a parfaitement raison de distinguer
l'état morbide de l'acte mordide, l'affection de la
maladie, les virtualités pathologiques des symptômes. Elle attache une importance majeure, *quoique non exclusive*, à l'état, à la virtualité, à l'affection, et accorde seulement le second rang à l'acte,
aux symptômes, à la maladie. » Mais avec quels
éléments le posera-t-on ce diagnostic d'une affection incurable, si grave qu'elle entraîne la séquestration perpétuelle, puisqu'il n'y a pas de guérison à
espérer. Que vient faire la virtualité en cette affaire, et pourquoi embrouiller avec ces grands
mots de philosophie creuse une question que
M. Campagne lui-même dit si obscure. Avec quel
aplomb cet homme qui place le siége de la manie
raisonnante dans les facultés égoïstes, vient il nous
pérorer sur la virtualité pathologique. Certes, au
lieu de patauger dans ces profondeurs, il eût mieux
fait de trouver des symptômes nets et de les dé-

crire ; que nous importe qu'il donne une importance majeure à la virtualité et une importance secondaire aux symptômes ?... que nous apprend, que nous démontre cette logomachie ? Mais d'ailleurs, à quoi la reconnaît-il cette fameuse virtualité ?

On ne le saura jamais.

Mais M. Campagne finit sa tirade avec un laisser-aller si étrange, un sans gêne si cavalier, que l'on se demande si c'est bien du grotesque naïf que l'on a sous les yeux, ou de la belle et bonne impertinence ; en imprimant la phrase suivante l'aliéniste a bien l'air de se moquer du public : « D'ailleurs ce n'est pas un mal que, les symptômes ayant un caractère indécis, notre description reproduise fidèlement l'état des choses. » Si tout ce gros livre n'est pas une longue et grosse plaisanterie, l'aveu est grave. Les symptômes sont indécis, la description est indécise, le diagnostic doit aussi rester indécis ; plus haut il nous a entretenu de nuances et de silhouettes de symptômes ; que va devenir le médecin qui ne peut se contenter du vague, du vaporeux, de l'insaisissable ? Qui de nous pourra se décider à faire enfermer un homme sur des symptômes indécis, pour une silhouette de maladie, dont un spécialiste qui vante sa propre compétence n'a pu faire en 600 pages qu'une description indécise ? Il est évident que tout est bel et bon pour les habiles qui savent se contenter de virtualité pathologique, mais ces médecins terre à terre et ignorants des choses de l'aliénation mentale, comme dit M. Campagne, se contenteront-ils jamais de cette indécision et de ces silhouettes ?

Quand il entre dans l'étude du diagnostic différentiel, notre aliéniste n'éprouve pas, on devait bien s'y attendre, le plus petit embarras, et s'écrie : « Et d'abord la maladie qui nous occupe est-elle bien de la manie ?

« La chose est tellement claire, qu'il ne nous est pas permis de nous y arrêter. » C'est si clair qu'il vient de dire tous ses symptômes indécis, qu'il vient d'avouer sa description indécise ; c'est si clair qu'il a dit aussi que la manie raisonnante offre des silhouettes de symptômes et que son appareil de manifestation repose tout entier sur des nuances. Comme c'est clair tout cela, comme c'est frappant !

La manie est un délire général qui peut s'accompagner d'excitation, de conceptions délirantes, d'hallucinations. Dans toute la description indécise

tracée par M. Campagne, nous n'avons pas vu trace
de délire général ; d'après lui encore il n'y a ni
conceptions délirantes, ni hallucinations, et quant
aux accès d'excitation qu'il a décrits, nous savons
ce qu'en vaut l'aune.

On ne trouve aucun des caractères de la manie
dans la manie raisonnante, dont je trouve la description suivante à l'article *Nature :* « L'absence
d'illusions, d'hallucinations, de modifications acci-
dentelles des sentiments, de perversions instinctives ou affectives, ou de tout autre phénomène
anormal franchement pathologique, d'une part, et
la *suractivité psychique augmentée* dans sa *quantité,*
sans la moindre altération dans sa *qualité,* et
se manifestant spécialement dans les sentiments
égoïstes, d'autre part, sont les deux faits essentiels,
l'un négatif et l'autre positif, qui parlent en faveur
de notre manière de voir. » Y a-t-il du délire général là dedans, y a-t-il de la manie, de quelque manière baroque qu'on l'entende ? J'en appelle à tous
ceux qui ont vu des maniaques. C'est dit : la manie
raisonnante est l'activité psychique augmentée dans
sa quantité (car suractivité psychique augmentée
me paraît être un bon petit pléonasme) se manifestant dans les sentiments égoïstes. Mais c'est juste-

ment la caractéristique de Rembrandt, de Gœthe, dont l'activité psychique était sérieusement augmentée dans sa quantité, et dont les sentiments égoïstes étaient aussi manifestes que le génie. Qui ne rirait cependant en entendant traiter ces deux grands hommes de maniaques raisonnants ?

Voici comment s'établit la certitude du diagnostic pour M. Campagne : « Notre première observation a pour sujet un individu qui a été séquestré dans vingt-cinq ou trente asiles, et, *presque partout,* il a été regardé comme un maniaque raisonnant. Voilà assurément des garanties sérieuses qui ne laisseront pas planer le moindre doute sur la légitimité du diagnostic de sa maladie. L'esprit le plus obstinément sceptique ne saurait rester indécis devant une certitude semblable.... » — Le grand nombre de séquestrations peut-il être une preuve? La première pensée qui vient à l'esprit en lisant ces lignes est de se demander comment et pourquoi un aliéné incurable est relâché vingt-cinq ou trente fois. Cependant, à la seconde arrestation et séquestration, le médecin directeur de l'asile où on l'enfermait a pu lui dire, s'il ne démêlait aucun symptôme : Si le Dr X.... vous a déjà accepté comme aliéné, c'est que vous l'êtes. Le troisième a pu dire cela du second et du premier, de telle sorte qu'au vingt-cinquième on est aliéné de toute évidence, et par le seul fait des vingt-quatre séquestrations qui ont précédé. Mais il y a quelque chose qui vient troubler la limpidité de ce raisonnement commode, c'est le *presque partout* que j'ai souligné au commencement de la phrase triomphante de M. Campagne ; tous les aliénistes n'étaient donc pas du même avis.

Au reste, voici la conclusion du certificat adressé par M. Campagne au préfet, qui demandait l'élargissement du susdit malade ; dans ce certificat, je vois de la théorie, toujours indécise, mais pas de faits, pas de symptômes, pas même de silhouettes de symptômes : « C'est un homme qui sera partout un véritable fléau, et qui *doit mourir dans un asile d'aliénés*. C'est, en un mot, un être manqué, une espèce de monstruosité mentale que la charité publique doit soigner et isoler pour mettre la société à l'abri de *son active et inépuisable causticité*. Toutefois, cet aliéné n'est pas dangereux, en ce sens que nous ne le croyons pas capable de se livrer à un acte de violence de nature grave : *nous le croyons aussi ennuyeux, embarrassant et désagréable que possible, mais voilà tout*. En effet, depuis qu'il est dans l'asile, le susnommé s'est montré inoffensif. » Ne croit-on pas rêver en lisant ces lignes, et faut-il donc mourir dans une maison de fous parce que l'on est caustique et désagréable?....

LES AUTRES FOLIES LUCIDES.

Nous savons que la manie raisonnante que nous venons d'analyser n'est, pour M. Campagne, son subtil inventeur, qu'une seule espèce des folies lucides, les autres espèces étant : la manie bienveillante, la manie malveillante, la folie des rabougris, dont il s'est cru obligé de tracer les principaux traits. Suivons-le dans cette voie féconde, et nous pourrons voir de plus en plus combien cet aliéniste est plus dangereux pour la société, à lui seul, que tous les maniaques raisonnants de la terre réunis en un bataillon insensé.

Aliénés rabougris. Tout boiteux, bossu, bancal, malingre, tordu, pygmée, etc..., atteint de délire, est un aliéné rabougri : illusion, hallucination, interprétations et conceptions délirantes, perversion de la sensibilité morale, idées ambitieuses, accès de colère et de fureur, tout y est. L'homme mal fait,

dont la structure et la taille se trouvent au-dessous
de l'idéal que M. Campagne s'est tracé, est toujours un aliéné rabougri, quelle que soit la maladie
qui le frappe. Il le dit lui-même : « Le rabougrissement est le fait le plus saillant, le plus remarquable et le plus important de ces individualités... » Et encore : « Sous ce titre : Folie des aliénés
rabougris, je comprendrai en même temps l'aliénation mentale des bossus et celle des boiteux. »
Voilà, on le voit, une classification qui ne manque
pas de nouveauté ; mais dans la description de cette
espèce de folie, on ne voit rien de spécial au rabougrissement ; c'est le délire comme on l'observe
toujours, ayant les mêmes formes et les mêmes
allures. Il faut que M. Campagne voie la bosse de
son malade pour poser le diagnostic de la maladie
mentale ; s'il ne peut constater le rabougrissement,
pas de diagnostic. C'est de la nosologie comique ;
la folie frappe également les Quasimodo et les An-
tinoüs.

Manie malveillante. — Mais dans la manie malveillante, où il n'y a plus ni bosse, ni claudication,
ni rabougrissement pour faire un nouveau genre de
maladie mentale, l'auteur reprend son ancien pro-

cédé. Faites un chapelet de tout ce qu'un homme peut avoir de désagréable dans le caractère, et vous aurez la manie malveillante.

Le maniaque malveillant aime à boire, à manger, à fumer ; il est paresseux, insolent, ingrat, vantard, querelleur, indocile ; il cherche dispute et se bat volontiers..., etc. Est-ce de la folie que tout cela ? ou bien ne seraient-ils que des mauvais drôles, tous ces prétendus malades?... « Industrieux, sagaces, prévoyants, positifs, quand il s'agit de procurer quelques satisfactions à leurs penchants, les aliénés de cette catégorie son ineptes, imprévoyants, aventureux et sans initiative dans toutes les autres circonstances de la vie. » Ces types là ne sont pas rares et se rencontrent sur tous les échelons de l'échelle sociale ; seulement les uns sont admirés et adulés, les autres méprisés, châtiés, enfermés, selon qu'ils se trouvent sur les échelons d'en haut ou sur les échelons d'en bas, selon que la fortune est propice ou contraire. Mais ce ne sont pas des aliénés, ou, du moins, pas un aliéniste ne le dirait en regardant le haut de l'échelle.

« ... Ces malades n'accomplissent pas les devoirs multiples et variés qui leur sont imposés par la religion, la morale, la justice et la société. *Ils ne vivent pas pour les autres* et partant ils sont incapables de tout mouvement bienveillant, de reconnaissance, de dévouement, de philanthropie, d'affection, de respect, de loyauté, de générosité... » Eh ! quels sont donc les hommes non aliénés qui remplissent tous ces devoirs ? en compte-t-on beaucoup qui vivent pour les autres, exclusivement pour les autres ? D'ailleurs mal leur en prendrait, car ces vertus mêmes seraient une cause de séquestration, et leur maladie mentale au lieu de s'appeler manie malveillante, prendrait le nom de maladie bienveillante ; mais ils n'en seraient pas moins enfermés si les théories de M. Campagne avaient cours.

Enfin pour conclure : « Les illusions, les hallucinations, les perversions instinctives ou affectives, les conceptions délirantes proprement dites, n'existent pas dans cette maladie, qui se dessine peu à peu vers l'âge de la puberté avec sa physionomie particulière, sans que le caractère ordinaire du malade éprouve le plus petit changement. » C'est-à-dire que cette maladie n'offre aucun symptôme saisissable ; c'est une virtualité pathologique.

Manie bienveillante. — C'est ici que M. Campagne se dépasse lui-même, et dans la description de cette affection il se découvre tout entier ; mais c'est surtout avec la manie bienveillante qu'éclate le danger de ces fantaisies pathologiques, de ces dénominations nouvelles qui pourraient devenir une arme terrible dans les mains d'un gouvernement peu délicat sur la question de la liberté individuelle et qui voudrait, tout en gardant les apparences du libéralisme et de la civilisation, avoir ses lettres de cachet et sa Bastille ; on ne mettrait plus en prison, on enverrait à l'hôpital à perpétuité.

Avant d'analyser cette maladie de nouvelle invention, tâchons de découvrir à quel étalon de santé intellectuelle il compare les esprits, avec quel idéal social il juge les hommes. Ce n'est que difficilement et par échappées que l'on peut saisir quelques bribes de ses opinions ; nous avons vu que pour lui la religion est une condition indispensable de l'équilibre intellectuel ; nous avons vu aussi qu'en fait de vérité le sillon commun fait loi ; nous allons voir maintenant un lambeau de ses idées sociales, lambeau qui trahit tout un système aussi honteusement et niaisement aristocratique que possible ; c'est comme en science et en philosophie.

Voici le morceau : « On les voit (les maniaques bienveillants) toujours aspirer à une position plus élevée que celle de leurs parents, et, poussés par ce désir, ils veulent vaincre par le travail et par une conduite irréprochable les difficultés de leur condition sociale. Leurs efforts constamment dirigés vers ce but, ne sont pas infructueux ; mais ce succès même les *déclasse* et leur crée une source d'ennuis qui seront par la suite de plus en plus pénibles. » Cette théorie des classes sociales et du danger des déclassements est la plus abjecte et la plus honteuse que je connaisse, c'est l'anéantissement du travail, de l'activité intellectuelle, de l'individualisme, car sans émulation l'homme reste immobile et croupit dans son ignorance, il devient une bête de somme que l'on parque en troupeau, en classes si l'on veut ; n'est-ce pas remonter par le plus court chemin à la barbarie la plus hideuse ? Cette théorie est aussi une insulte pour nos familles roturières qui se sont élevées à l'instruction et à l'aisance par le travail, qui se sont déclassées comme dit M. Campagne ; devons-nous traiter d'aliénés nos ancêtres qui nous ont fait une vie douce et commode, les renier en profitant de leurs efforts ? Le nom de M. Campagne prouve surabondamment que sa généalogie ne remonte pas aux croisades ; pour atteindre au rang honorable qu'il occupe aujourd'hui dans la société, un membre quelconque de sa famille a dû chercher à s'élever au-dessus de la condition de ses parents ; était-il malade, celui-là, était-ce un maniaque bienveillant?...

Non, il n'y a pas de classes, il ne peut plus y en avoir, il n'y a que des hommes dont l'ambition, l'initiative et le travail font le progrès social.

Voilà le critérium scientifique, philosophique et social de M. Campagne ; que n'appellera-t-il pas du délire?

Je ne sais d'ailleurs où et quand cet aliéniste a observé l'homme bien portant, car il a fait sa symptomatologie avec ce qu'il y a de plus ordinaire dans les allures de l'esprit humain : « S'ils demandent un conseil c'est pour ne pas le suivre lorsque ce conseil est contraire à leur manière de voir. » Demander un conseil pour ne pas le suivre est devenu un proverbe, c'est la règle. Quoique la conviction soit faite, au moment de prendre une décision, de franchir un Rubicon quelconque, l'homme est inquiet, anxieux, il craint que son projet, malgré son étude et sa profonde réflexion, ne soit incomplet et ne pèche par un défaut qu'il n'a pu saisir. Il demande alors un conseil qu'il discute et combat, avec avantage le plus souvent, car il connaît la question mieux que celui qui conseille, il vient de la travailler ; il recherche donc plutôt des encouragements que des objections, c'est un excitant qu'il veut, une complicité morale. Seul l'homme énergique ne demande pas de conseil, il agit sans avoir besoin d'excitant moral, il a assez de confiance dans les forces de son intelligence pour regarder, sans hésitation, son opinion comme la meilleure ; mais les hommes énergiques sont rares et d'ailleurs quand ils se trompent on les accuse de présomption, d'outrecuidance et d'entêtement.

Mais M. Campagne a de bien autres étonnements, lisez ceci sans rire : « On ne peut jamais leur dire sans les contrarier, que leurs œuvres n'ont qu'une médiocre importance, car ils répondent d'un ton mesuré : « Tout ce qui intéresse l'enfance, l'agriculture, l'industrie, la morale ou la société a de l'importance. »

Cet aliéniste est franchement par trop naïf ! Mais dans la vie ordinaire et en n'importe quel pays du monde, que dirait le dernier et le plus modeste des auteurs au malotru qui viendrait lui faire un si sot compliment ? Si ces aliénés peuvent répondre d'un ton mesuré et avec politesse à une

Thulié.   7 grossièreté pareille, il faut leur reconnaître une grande force de caractère et un grand fond d'indulgence. Certes, je trouve ce M. Campagne absurde et souvent bien pis, mais, à coup sûr, je ne serais pas surpris du tout si, le lui disant en face, il paraissait contrarié ; certainement je serais loin de considérer cette contrariété, très-naturelle, comme constituant un signe de maladie.

Maintenant que nous avons pu voir, par ces quelques phrases, de quelle façon M. Campagne sait observer les hommes, entrons de plein pied dans la description de la maladie.

« Les maniaques bienveillants seraient des modèles à suivre, si un bon jugement pouvait éclairer et diriger leur conduite. Inspirés par les meilleurs sentiments, ils n'ont en vue que le bien à réaliser. Les vertus que nous aimons sont leur partage ; d'une moralité sévère, ils règlent sur elle toutes leurs déterminations, tous leurs actes. Cherchant à donner le bon exemple, aussi bien dans la vie privée que dans la vie publique, et se montrant par-dessus tout serviables et conciliants, ils veulent la paix pour eux et surtout pour les autres. Toujours prêts à se dévouer, ils se sacrifient pour venir en aide à l'infortune. Argent, secrets, honneur, on peut tout leur confier, sans crainte de les voir faire un abus du dépôt qu'ils ont à garder. » Que pensez-vous de cette folie ?.. M. Campagne va vous démontrer que ces aliénés sont très-dangereux.

En attendant voici les symptômes : « Les maniaques bienveillants sont psychiquement défectueux à cause de la prépondérance exorbitante de leurs sentiments supérieurs et altruistes, acquise probablement au détriment de leurs passions proprement dites et de leurs penchants. » Ainsi leur vertu est exorbitante, c'est M. Campagne qui le dit : faut de l'altruisme, pas trop n'en faut.

Puis, après des déductions d'une philosophie par trop naïve et primesautière qui laisse voir combien il est dangereux de laisser tomber les gros mots de la métaphysique dans certaines intelligences où tout pousse et grandit en broussailles inextricables, voici le tableau qu'il fait du maniaque bienveillant : « Une fois la volonté enchaînée, la liberté, le libre arbitre disparaît ou n'existe plus, et la raison cède sa place à la folie. Pour justifier et pour rendre clairement les vues *a priori* dont il vient d'être question, nous n'aurons qu'à étudier la conduite des maniaques bienveillants.

Le désir de se rendre utiles dans la société les pousse sans cesse à faire une foule d'inventions destinées à diminuer le travail tout en le rendant plus productif. Tantôt c'est l'instruction du peuple qui les préoccupe, et alors ils s'évertuent à rédiger des instructions, à produire des traités élémentaires de toute sorte, à faire des tableaux pour l'enseignement primaire, à imaginer des alphabets particuliers, à créer des méthodes infaillibles pour apprendre à lire, à écrire, à calculer avec la plus grande facilité. Tantôt ils s'intéressent à l'agriculture, et, dans ce cas, ils mettent à la portée de tout le monde les notions les plus simples d'agriculture, de géologie, de zoologie, de météorologie. Ils y discutent les avantages des diverses cultures, les époques favorables aux plantations, aux coupes de bois, les remèdes relatifs au temps, et par la même occasion ils parlent d'histoire, de religion, des foires et même de musique. D'autres fois l'industrie leur donne la manie des inventions : instruments pour distinguer les altérations ou les qualités de tel ou tel produit, instruments pour reconnaître les mauvaises graines des vers à soie, instruments pour travailler le bois ou la pierre, machines hydrauliques, machines à vapeur, machines à tisser, outils pour les usages domestiques ; en un mot toutes les idées de ce genre sont bonnes pour entretenir l'effervescence perpétuelle de l'intelligence de ces insensés.»

Oui vraiment c'est écrit, imprimé et cela servira de base à des séquestrations, car l'ouvrage porte sur sa couverture : *Couronné par la Société médico-psychologique de Paris.* C'est donc un livre reconnu bon, des théories reconnues bonnes, sur lesquelles on peut s'appuyer dans la pratique. Donc tous les hommes désintéressés qui s'occupent du bien public sont malades, donc l'amour du prochain jusqu'à l'oubli de soi-même constitue une folie, et ceux que nous avions vénérés jusqu'ici comme des hommes d'élite, comme les génies du bien et du sacrifice sont des fous?.. il faut donc rayer de notre langue les mots générosité, dévouement, grandeur !...

Ecoutez encore, et vous tous réformateurs, écrivains, frémissez, les portes des petites maisons s'ouvrent pour vous recevoir.

« Et que dirons-nous de ces philanthropes délirants qui, rêvant nuit et jour la réalisation du désir d'Henri IV, se donnent un mouvement incroyable pour former des associations, des corporations ouvrières, des sociétés de secours et autres entreprises semblables , condamnées à l'état de projet ou à mourir peu de temps après leur naissance ? »

Est-ce croyable, est-ce possible ? Jusqu'où peut donc aller l'aveuglement des hommes, et que faut-il pour convaincre puisque l'évidence ne peut le faire? Mais où vit-il donc cet aliéniste, et comment vit-il, s'il ne sait pas que les rêves de ces philanthropes délirants se réalisent chaque jour, que ces associations, corporations, sociétés de secours et autres entreprises semblables sont formées, vivent et se propagent en France, en Angleterre, en Allemagne, etc., que leur succès a dépassé toute attente et que les hommes qui ont poussé à leur propagation sont regardés comme des bienfaiteurs de l'humanité. Ils sont donc des fous ceux qui sont parvenus à procurer un soulagement au pauvre, à lui ouvrir une voie plus facile vers la possession, un but à l'existence et tout au moins, jusqu'ici, une espérance.

Où est donc le signe de folie dans tout cela?... le voici :

« Mais nous n'en finirions pas si nous voulions parcourir la gamme des travers d'esprit de ces malheureux. Contentons-nous de dire qu'ils déploient une activité infatigable, dont le résultat, invariable et définitif, se traduit par une dépense de temps et d'argent aussi *ruineuse* pour leur santé que *pour leur fortune*. Dans cet incessant travail intellectuel et physique, opéré par la tension permanente du puissant ressort qu'ils portent dans leur âme, ces insensés laissent leur gaieté, leur jeunesse, et j'allais dire leur raison, oubliant que celle-ci n'entre plus en ligne de compte lorsqu'ils se livrent aux excès dévorants de leur imagination déréglée. Toutes leurs idées sont des utopies auxquelles ils consacrent leurs *ressources pécuniaires* et souvent même celles de leurs parents et de leurs enfants. En voulant faire du bien à la société, ils négligent leurs propres affaires et parviennent, par une bonté exagérée outre mesure, à faire le mal, à se rendre insupportables et à devenir pour leurs familles un véritable embarras. »

Le grand mot est lâché, le symptôme par excellence c'est le désintéressement, et toute famille qui trouvera un de ses membres trop charitable le fera enfermer comme maniaque bienveillant ; tout homme qui travaillera à une découverte, à une science, à un art, à une réforme, en oubliant toute spéculation pour se consacrer à une idée, est malade. Bernard Palisssy était donc fou à lier, lui qui brûlait ses meubles pour chauffer son four, et aussi Papin, oublié à l'étranger, et Sauvage, l'inventeur de l'hélice, mort dans la misère. En vérité les théories de M. Campagne seraient bien dangereuses si elles n'allaient jusqu'au grotesque.

Et en effet qui pourra croire aux descriptions d'un auteur qui laisse passer des phrases comme la suivante sans se douter de leur énormité : « Malheureusement ces malades qui paraissent jouir de la raison la plus saine, se mettant à déraisonner *pleinement quoique d'une manière un peu vague*, aussitôt qu'on leur procure l'occasion de parler de leur découverte, et des bénéfices qu'ils ont en perspective. » Déraisonner pleinement d'une manière un peu vague est assez réussi, la suite est mieux : « Alors la scène change, et au milieu d'un *raisonnement suivi*, touchant et saisissant, ils laissent entrevoir à tous les instants les lacunes de leur jugement et les défaillances de leur sens commun. » Je me demande comment en laissant voir à tous les instants les lacunes du jugement on peut faire un raisonnement suivi. Le propre du raisonnement suivi est, ce me semble, d'être sans lacunes. Un aliéniste n'a pas le droit de faire ces contradictions, ou de si mal exprimer sa pensée, quand de pareilles fautes ou négligences lui paraissent chez les autres de si graves symptômes.

Les contradictions ne le gênent guère, il décrit toujours et comme au hasard, il accumule les affirmations, qu'elles soient ou non contradictoires : « Les individus, dit-il, atteints de daltonisme sont incapables d'apprécier convenablement les couleurs du prisme solaire, parce qu'ils n'y voient que les deux ou trois couleurs accessibles à leur sensibilité optique ; de même, voyant le bien partout et toujours, et n'ayant par conséquent qu'un terme de comparaison, alors qu'il leur en faudrait deux au moins, les maniaques bienveillants sont incapables de porter un jugement exact sur les faits soumis au contrôle de leur intelligence. » Et cependant voici ce que le même M. Campagne dit deux pages plus loin : « Aimant à raisonner et à discuter, sous prétexte que du choc jaillit la lumière, ces infortunés exposent avec complaisance leurs idées, leurs projets, et montrent volontiers le pour et le contre de leurs inventions. » Si un homme peut voir le pour et le contre de ses inventions, il n'est pas atteint de daltonisme mental, si j'ose m'exprimer ainsi, et cependant c'est quand il s'agit de ses propres affaires, de ses propres inventions, que le mieux équilibré d'esprit est disposé à ne voir ni les fautes, ni les erreurs et est frappé de daltonisme intellectuel.

Ces maniaques bienvieillauts ont aussi leurs périodes d'excitation. Ici encore pour démontrer cette agitation maladive l'auteur a été obligé de travestir les faits et gestes de ces ces malheureux séquestrés ; sous sa plume leurs plaintes deviennent du délire, leur trop juste colère de l'excitation maniaque dangereuse. Dès qu'ils sont dans l'asile ils n'ont plus le droit ni de rire, ni de pleurer, ni de se plaindre, ni de s'indigner ; ils doivent, comme Pangloss, trouver tout au mieux dans le meilleur des mondes, leur prison délicieuse, leur médecin admirable, les chiourmes ravissants ; et encore y aurait-il du danger dans ce contentement général, car cette bienveillance, en réalité extraordinaire, passerait aussi pour un symptôme. Nous arrivons donc à ceci que la bonne ou mauvaise humeur, les plaintes, la résignation, ou la gaieté, tout contribue à fermer indéfiniment les portes de l'hôpital sur celui qui y est entré ; car, avec le plus élémentaire arrangement, tout peut passer pour un symptôme. « Dans leurs périodes d'exaltation, dit M. Campagne,

qui se manifestent lentement et qui durent un mois
au moins, ces malades sont inquiets, mobiles, aga-
cés. Ils se plaignent amèrement de leur solitude et
réclament leur sortie pour aller, disent-ils, soigner leur famille qui manque des choses les
plus indispensables. C'est dans ces conditions qu'ils
essayent de s'évader, et, si leur tentative réussit,
loin de songer, comme ils l'affirmaient pendant leur
réclusion, à venir en aide à leurs enfants, *ils laissent
de côté l'affection* et commencent à réaliser les conceptions délirantes qui les dominent. » Et d'abord
cela est en contradiction flagrante avec le début de
la description ; il y a à la page 324 que le maniaque
bienveillant ne connaît « ni la fraude, ni le men-
songe, ni la ruse, ni l'hypocrisie... » et ici il y a
de tout cela, ce me semble, car il sait bien, ce maniaque bienveillant, que s'il rentrait dans sa famille
qu'il gêne, on ne tarderait pas à le refourrer à l'hôpital des fous. Mais admettons que ce ne soit pas de
la ruse, mais seulement un oubli de toutes ses affections naturelles ; n'avons nous pas vu à la page 323 :
« Leur affection est pure, franche, intense et
désintéressée : ils aiment les personnes pour elles
et nullement pour eux-mêmes. » Comment prendre
au sérieux toutes ces tartines contradictoires ?..,

Mais M. Campagne ne s'inquiète pas pour si peu et il est bien au-dessus de la logique descriptive que le dernier des romanciers observerait avec plus de scrupule ; qu'importe tout cela quand on ne prend au sérieux que la virtualité pathologique ? Aussi appelle-t-il carrément période d'exaltation maladive la trop juste colère, ou le désespoir bien naturel d'une victime. Un malheureux n'a commis aucun délit, sa passion est de faire du bien, de se consacrer aux sciences, de travailler aux progrès sociaux, à l'amélioration de l'humanité, son raisonnement est *suivi*, *touchant*, *saisissant*, il voit et montre le pour et le contre de ses inventions et de ses théories, il n'a fait de mal à personne, ne veut de mal à personne et il est pris, enfermé, embastillé. Son crime unique est de dépenser en recherches scientifiques, en luttes humanitaires, son argent, son propre argent, sa propriété incontestée et incontestable. Et si ce brave homme est inquiet, mobile, agacé, M. Campagne appelle cela de l'exaltation maladive ? Ses plaintes contre une séquestration inique, ses réclamations trop justes, ses tentatives d'évasion bien naturelles seront regardées comme autant de symptômes ? Vraiment, il y aurait de quoi rire bien fort si ce n'était lugubre.

« Il est rare, ajoute-t-il, que dans un asile leur exaltation prenne les proportions de l'agitation ; lorsque ce fait se produit, le maniaque bienveillant se pose en martyr, et son délire ne manque pas de revêtir la forme moitié nerveuse, moitié mystique, de la folie extatique de Guislain. » Voici la description qu'en fait M. Campagne : « Les prières en latin et en français succèdent aux prières, les actions de grâce remplacent les invocations à la sainte Vierge, et le malade, insensible partiellement ou généralement, aux influences extérieures et aux besoins organiques, semble transporté dans les régions éthérées. » C'est l'histoire de tous les croyants de n'importe quelle religion, c'est ce qu'ont fait les martyrs, c'est ce que feront tous les hommes qui pourront croire sérieusement à Jésus, à la Vierge ; le propre de la foi vive est de se complaire en Dieu, de lui offrir en sacrifice les maux que l'on endure et de regarder comme une grâce spéciale de souffrir pour son saint nom. N'est-ce pas cela ?... J'en appelle à M. Dupanloup.

Mais il y a encore une autre forme d'exaltation maladive : « D'autres fois au lieu de prières ce sont des cris plaintifs, des gémissements, des soupirs entrecoupés par le récit animé d'un fragment de l'histoire ou de la persécution d'un des hommes de génie qui ont illustré les lettres ou les sciences. » Que peut donc faire le malheureux séquestré qui ne puisse passer pour un symptôme? S'il est gai, ou seulement calme : affaissement intellectuel qui l'empêche de juger la gravité de sa situation, disparition des instincts de liberté, anéantissement des sentiments affectifs et de la famille, sensibilité morale émoussée. S'il est triste : affaissement, oubli des besoins du corps, mélancolie, stupeur. S'il prie : folie extatique. S'il cherche à s'évader : signe grave d'excitation. Si l'indignation et une juste colère le transportent : agitation maniaque intense et dangereuse, réclusion perpétuelle, camisole, douche, etc...

Tout peut donc servir de symptôme, l'indignation, les réclamations, le silence, la tristesse, le dédain, la résignation, l'insouciance, la gaieté, la foi vive, le scepticisme, les pleurs, les plaintes, les tentatives d'évasion, le découragement, tout, tout!

Franchement, peut-on laisser passer ces affirmations étranges sans soulever les couronnes qui les couvrent, sans démontrer leur nullité, leur vide, sans les signaler comme un danger social?

AVEUX.

Lorsque quelques hommes trouvèrent la loi de 1838 insuffisante pour protéger efficacement la liberté individuelle, il y eut un cri d'horreur et d'indignation sur toute la ligne des aliénistes : la séquestration arbitraire était impossible, l'honorabilité incontestable des médecins était un sûr garant qu'aucun certificat ne pouvait être signé sans maladie bien confirmée, qu'aucun homme ne pouvait être enfermé dans une maison de fous, sans être atteint d'une affection mentale évidente. Quand on répondait que l'homme le plus honorable pouvait commettre une erreur, que dans le rouage actuel cette erreur qui conduisait à une injuste privation de la liberté, ne pouvait se redresser en raison de l'inefficacité du contrôle, que la loi ne protégeait pas suffisamment les citoyens non contre la mauvaise foi, ou le crime, ce qui n'a jamais été discuté, mais contre les théories particulières, contre des vues pathologiques plus ou moins fausses ou excessives; quand on répondait, ce qui d'ailleurs est d'observation facile, que l'étude exclusive des maladies mentales pousse quelques spécialistes à voir

de la folie partout, à regarder tout ce qui sort *du sil-
on commun* et de la banalité de la vie, tout ce qui
est passion, vice, ambition, aspirations élevées et
incomprises, tout ce qui a un cachet d'originalité et
de nouveauté qui frappe et surprend tous les gens
immobilisés et pétrifiés dans un cercle restreint de
connaissances et d'observations, quand enfin on af-
firmait l'erreur possible, les souteneurs de la loi
mettaient au défi de citer un exemple de séques·
tration arbitraire ou de faux certificat.

Eh bien, le livre de M. Campagne vient au secours
des ennemis de la loi de 1838 qui ne pouvaient pas,
ou qui ne voulaient pas dénoncer des séquestrations arbitraires ; il paraît que la manie bienveillante, cette fantasmagorie, ce rêve d'aliéniste en
quête d'innovation, cette prétendue maladie faite
tout entière avec des caractères dont les traits les
plus saillants ont été grossis par l'imagination de
l'aliéniste comme les traits les plus saillants du vi-
sage sont grossis par un miroir convexe, a été étu-
diée et décrite sur nature, c'est-à-dire qu'il y a eu
de ces prétendus maniaques bienveillants bel et
bien séquestrés, médicamentés, douchés. Mais leurs
folies étaient si contestables qu'elles ont été contes-
tées, les magistrats n'ont pu se décider à y croire.

C'est M. Campagné lui-même qui nous le dit à la page 333 : « Les magistrats qui les visitent en passant se laissent habituellement séduire par leur babil franc et persuasif (babil est plein de grâce); ils sentent bien qu'il y a quelque chose d'extraordinaire dans ces singulières intelligences, mais ils ne s'y arrêtent pas et quittent l'établissement emportant la conviction que la séquestration de ces infortunés est arbitraire, ou tout au moins inutile. »

C'est un aveu, n'est-ce pas, d'autant plus considérable qu'il faut qu'un fait soit bien frappant pour qu'un magistrat ose, *dans un asile,* se prononcer aussi nettemment. Souvent les magistrats ne voient pas et n'admettent pas la folie là où le médecin la voit clairement, là où la maladie est patente, incontestable ; mais cela n'a lieu que dans les procès criminels, car si le magistrat se méfie de la tendance du médecin à trouver trop facilement de l'aliénation mentale, il se méfie aussi et surtout de sa philanthropie. Mais dans un asile d'aliénés la disposition du magistrat est bien différente ; le médecin traitant est un homme connu, presque un fonctionnaire, il est savant ou censé l'être, honnête incontestablement, on ne peut donc admettre que s'il détient un homme dans l'asile ce soit sans raison, sans une maladie confirmée; l'inspecteur du tribunal n'ignore pas que des malades très-sérieusement atteints ont toutes les apparences de la santé intellectuelle, et si un des pensionnaires de l'asile le séduit par son *babil*, il se méfie et il ne faut que quelques mots du médecin pour le convaincre de la maladie et du séjour nécessaire du malade dans un hôpital spécial. Il faut que la lucidité soit bien frappante, et les raisons du médecin bien insuffisantes, pour que le doute persiste dans son esprit. On doit donc être surpris quand on lit les lignes suivantes : « Voilà pourquoi les magistrats se laissent convaincre si difficilement par nos paroles quand il s'agit de ces infortunés. Ils voient un homme qui parle très-sensément, qui discute, interroge, affirme, se plaint avec art, etc... Et, en conséquence, sans tenir compte de notre opinion, ils le déclarent bizarre, original, amusant peut-être, mais nullement aliéné.» Il peut donc y avoir des séquestrations regardées comme illégales et arbitraires par des magistrats, sans qu'il y ait le procès prescrit par la loi.

Ces citations sont la meilleure réponse à faire aux entêtés qui prétendent que la loi est bonne et bien faite, qu'elle suffit à tout et protège assez. Elle est impuissante, puisqu'elle permet la séquestration de ces maniaques bienveillants qui d'après la description sont l'idéal du beau, du bien et du bon; de ces maniaques raisonnants dont la maladie n'offre que des silhouettes de symptômes et ne se manifeste que par des nuances; état maladif si vague, si douteux, si discutable que *les gardiens et les sœurs, malgré l'habitude que leur donne un long séjour dans un établissement, et après un examen prolongé de ces malades, sont fortement disposés à les prendre pour des êtres affligés d'une perversion congénitale plus digne d'une maison de correction que d'un asile d'aliénés.* N'avais-je pas raison d'écrire en tête du chapitre : Aveux.

D'ailleurs en voici d'autres, qui ont aussi leur importance. Oui, Pinel a fait supprimer les chaînes et les cabanons, c'est dit dans tous les volumes qui traitent de la folie, mais il reste la camisole de force, le décubitus forcé, et la punition corporelle, le traitement par la douleur physique. On ne se sert plus de la cage circulaire de Reil, de la machine rotatoire, ni du fouet, ni du bâton; l'instrument a changé, il est plus noble, mais le résultat est le même et l'honneur est sauf. Je n'invente rien; lisez, c'est du Campagne : « Dans les grandes circonstances seulement, et très-exceptionnellement

— j'appuie très fortement sur ce dernier mot —
on pourrait aller jusqu'à leur administrer la *douche ;*
mais alors il n'y a pas à hésiter ; puisqu'il faut
frapper, il faut le faire vigoureusement, en appro-
priant néanmoins la durée et la force de la douche
à l'impressionnabilité individuelle.

« Je ne voudrais pas que ces dernières lignes
fussent mal interprétées et qu'on m'attribuât des
idées qui sont loin d'être les miennes. Je ne préco-
nise pas la douche (eh ! que faites-vous donc far-
ceur ?) ; je dis seulement que, si ce traitement est
indiqué dans un cas quelconque, c'est bien chez
les maniaques raisonnants, *parce qu'ils sont naturellement poltrons, qu'ils craignent énormément la
douleur physique et que cette douleur est un des rares
freins qu'on puisse opposer à leur rare indocilité.* »
Malgré toutes ses précautions il l'a avoué, c'est dit,
la douche est une correction physique ; elle agit
seulement parce qu'elle fait souffrir, parce que le
patient est intimidé par la crainte du mal, de la
souffrance inutile, de la brutalité bête. Les spécialistes se révoltent quand on n'accepte pas aveuglé-
ment leurs asiles, leurs théories et leurs méthodes, et
ils viennent avouer au milieu d'hypocrites et mala-
droites précautions, que c'est par la douleur seule

que l'on se rend maître de ces malheureux. Ah çà! pourquoi vous récriez-vous contre les coups de bâton que Willis faisait administrer à ses malades?... C'est le même principe, la douche répressive est aussi douloureuse; elle est aussi humiliante puisque c'est une punition. Et vous êtes surpris que ces maniaques raisonnants vous abhorrent? ils doivent vous détester d'autant plus qu'ils sont plus raisonnants. Donc plus de langage mielleux, plus de ces prétentions humanitaires, vous ne traitez pas des maniaques raisonnants, vous maltraitez des victimes de vos subtilités dangereuses. Vous avez dit : la douleur est un des rares freins que l'on puisse opposer à leur extrême indocilité : cela n'est pas une parole de médecin, c'est un propos de chiourme.

Ce sont de tristes aveux!...

VÉRITABLES CAUSES DE LA SÉQUESTRATION.

Il y a des époques, rares il est vrai, où la santé, l'honneur, la liberté sont regardés par la masse comme les biens les plus désirables; ce n'est pas là l'idéal du jour. Sous la tyrannie, de quelque nom qu'elle se revête, le seul bien que l'on re-

cherche est l'argent, l'argent est tout, c'est la
gloire, c'est l'honneur, c'est la vertu, on n'a plus
ni père, ni enfant, ni famille, on a de l'argent, on
veut.de l'argent. Il ne faut pas être surpris donc,
que dans notre monde bourgeois où la véritable
grandeur est dans le coffre, où toutes les bassesses,
gredineries, escroqueries se font ouvertement,
cyniquement pour empiler les millions sur les
millions, où une grande partie de la population,
dite honnête, trouve cela sinon bien, du moins
pas mal, puisque le jury acquitte les riches faus-
saires et les caissiers qui volent des millions, il
ne faut pas être surpris, dis-je, de voir la fortune
beaucoup mieux protégée que le plus grand des
biens, la liberté. On peut vous enfermer à perpétuité dans une maison de fous, dans celle de
M. Campagne par exemple, avec un certificat qui
porte pour diagnostic : Manie raisonnante, et qui
soutient ce diagnostic par l'énumération des symptômes indécis, des silhouettes de symptômes, des
nuances qui caractérisent, selon le dire de son inventeur, cette maladie; mais on ne peut toucher à
votre fortune à l'aide d'un procédé si commode et
si simple, un certificat de médecin ne suffit plus,
il faut un bon jugement bien sérieux, bien solen-

nel pour interdire un citoyen, la fortune c'est sacré ! Mais l'homme est si ingénieux que la difficulté a été bien vite tournée, et pour avoir la fortune on s'est attaqué à la liberté.

Cela était d'autant plus facile que, si pour beaucoup de spécialistes, manger sa fortune, soit en innovation, soit en recherches scientifiques, soit en propagande humanitaire ou politique, soit en plaisir ou en débauche, est un indice de trouble cérébral, c'est, pour quelques-uns, un signe certain d'affection mentale grave ; et là où il serait impossible de faire interdire un dissipateur en raison de sa lucidité, on pourra le faire enfermer comme fou lucide, comme maniaque raisonnant ou bienveillant, ou malveillant, etc... Le groupe des folies lucides est donc d'un grand secours pour les familles rangées, et le père prodigue, le fils dissipateur ne pourront plus arguer de leur liberté d'homme et dépenser leur argent à leur fantaisie sous le vain prétexte que cet argent leur appartient, qu'ils sont maîtres d'eux-mêmes et libres d'user de leurs biens. Voici pour les fils : « On ne saurait croire combien ces malades sont désagréables pour leurs familles : leur jeunesse dissipée, oisive, indisciplinée et vicieuse, est d'abord pour elle une source de chagrins, qui augmentent à mesure qu'ils avancent en âge. » Et plus loin : « Il importerait donc que cette maladie fût généralement connue et qu'elle fût de bonne heure l'objet d'un traitement spécial dans une maison de santé. »

On sait que le traitement spécial est là pour la forme et par euphémisme, car l'auteur a assez répété que l'affection est incurable ; c'est donc seulement pour débarrasser les familles qu'il faut enfermer ces êtres gênants et non pour les traiter ou pour protéger la société qu'ils n'embarrassent guère quoique M. Campagne dise : « La société a besoin de les connaître pour se méfier de leurs tendances, *pour éviter des alliances malheureuses*, pour sauver *une fortune qui disparaîtrait rapidement* entre les mains de ces arrogants dissipateurs. » Qu'importe vraiment à la société qu'ils fassent des alliances malheureuses et dévorent leur patrimoine?... Il n'y a que des parents, des héritiers qui puissent y trouver à redire, et en mettant ces joyeux dépensiers aux petites maisons, on arrête du même coup le baccarat, les paris du turf, le faste de bambochinette, etc.... on protège la morale et l'on sauve la casse. Si bien qu'en soumettant votre enfant à l'exploration médicale par la douche, au traitement moral par la douche, à la camisole de force s'il est colère, à la cellule répressive si l'instinct de la liberté est trop fort, à la séquestration perpétuelle puisqu'il ne peut guérir, vous faites tout simplement son bonheur, puisque vous sauvez sa fortune et que la fortune est la seule chose sérieuse de ce monde.

Mais les parents aussi gênent souvent les enfants; il y a des hommes nés pour le lucre et l'économie qui regardent la fortune de leur père, mère et de tous les parents dont il doivent ou peuvent hériter, comme leur bien propre, ils sont convaincus que tout ce qui n'est pas dépensé pour eux leur est volé. Malheur aux parents faibles qui ont des enfants pareils, ils sont vite débordés par leur cupidité; quelques spéculations malheureuses, quelques recherches, quelques essais dispendieux, scientifiques par exemple, etc..., seront des prétextes suffisants, nous l'avons vu dans la manie bienveillante, pour faire disparaître un homme. La famille ne voit pas la grandeur de l'œuvre, elle ne voit que les folles dépenses : « Contentons-nous de dire qu'ils déploient une activité infatigable, dont le résultat, invariable et définitif se traduit par une dépense de temps et d'argent aussi *ruineuse* pour leur santé que *pour leur fortune.* » La folie sera indiscutable si ce dépensier à le malheur d'écrire et de parler en public, et de vider sa bourse en poursuivant la réalisation d'une idée théorique soit agricole, économique ou humanitaire : « Toutes leurs idées sont des utopies auxquelles ils consacrent leurs ressources pécuniaires et souvent même celles de leurs parents et de leurs enfants. En voulant faire du bien à la société ils négligent leurs propres affaires et parviennent, par une bonté exagérée outre mesure, à faire le mal, à se rendre insupportables et à devenir pour leurs familles un véritable embarras. »

La question d'argent est donc de toute évidence, pour M. Campagne, la véritable, la seule cause de la séquestration des maniaques raisonnants, bienveillants, etc.; protéger la fortune des familles est son grand objectif.

Il y a bien une autre cause de séquestration pour M. Campagne et je ne la cite que timidement parce qu'elle est si étrange, si extraordinaire pour ne pas dire si monstrueusement impossible que l'auteur n'a dû la donner que dans un moment d'oubli : n'a-t-il pas écrit dans un de ses certificats officiels adressé au préfet, qu'un de ses maniaques raisonnants devait *mourir dans une maison d'aliénés pour mettre la société à l'abri de son inépuisable causticité...* parce qu'il était aussi ennuyeux, embarrassant et désagréable que possible ?

Cela n'a pas besoin de commentaires ; et mis du charabia scientifique de M. Campagne en français vulgaire ça veut dire que tout homme qui gêne fait partie de l'immense groupe des fous lucides.

CONCLUSION.

Les gens qui écrivent de ces livres-là à l'abri d'un diplôme devraient être surveillés ; ils sont plus dangereux pour une société que tous les maniaques raisonnants, rabougris, malveillants et bienveillants ensemble. D'autant plus, qu'à l'aide de je ne sais quel philtre ils arrivent à séduire des savants recommandables, des spécialistes de grand mérite. Ce livre porte triomphalement sur sa couverture : ouvrage couronné par la Société médico-psychologique; ce qui tendrait à faire croire que si l'opinion de l'auteur n'est pas celle de tous ses juges, elle leur paraît du moins acceptable, possible. Or c'est là ce qui ne se peut pas ; ou les juges étaient distraits ce jour-là, ou le mémoire n'était pas ce qu'est le livre.

Au reste il est bon de relever ici, comment dirai-je?... unc... escobarderie d'auteur couronné. L'Académie des aliénistes n'a pas donné de prix au gros livre qui porte les couronnes, mais à un mémoire qui est fondu dans ce livre. De sorte que l'on voit avec stupeur, dans le corps de l'ouvrage récompensé, discuter le rapport qui a fait obtenir la récompense, et le rapporteur être accusé d'avoir eu le *jugement obscurci.*

Il est de toute évidence, la critique du rapport de M. Falret le prouve, qu'il y a eu des choses ajoutées au mémoire après le jugement rendu, et par conséquent non couronnées ; la couverture du livre, l'enveloppe, trompe donc le public sur la qualité de la marchandise, et en me servant du mot escobarderie, j'ai été doux jusqu'à la faiblesse.

Toutefois, je dois l'avouer, je suis de l'avis de M. Campagne, et pour moi comme pour lui M. Falret a eu le jugement obscurci ; j'aurais même été plus sévère et je n'aurais pas dit seulement M. Falret, mais toute la commission et la Société médico-psychologique tout entière, car, positivement, il faut avoir perdu momentanément tout sens critique, tout esprit scientifique, tout sentiment du juste et de l'injuste pour donner un prix à pareil bouquin.

Mais je le répète, le bouquin et le prix qui le consacre constituent un danger réel; avec ce principe que la manie raisonnante est l'exagération du caractère, tout homme pourra être enfermé légalement, scientifiquement; il est d'ailleurs absolument faux et inacceptable que le caractère, quelque exagéré qu'on le dise ou le fasse, soit de l'aliénation mentale. Pas plus l'exagération de l'égoïsme que l'exagération de la générosité ne sont des folies lucides, quand à côté de cela il y a discernement, intelligence, absence de toute fausse sensation, de toute impulsion irrésistible et involontaire. Chez les gens réellement non responsables, qui agissent sans discernement, il y a arrêt de développement de l'intelligence, imbécillité; mais jamais on n'a dit des imbéciles qu'ils avaient une imagination vive, de la perspicacité, une compréhension facile, etc..., toutes choses que M. Campagne a dites des maniaques raisonnants.

Prendre n'importe quel caractère, en grossir les traits principaux, exagérer les passions, les vices s'il y en a, les habitudes, et il y en a toujours, c'est constituer une maladie pouvant entrer dans le cadre nosologique tracé par M. Campagne. Mais non-seulement on peut faire un fou avec n'importe quel homme, mais encore une nouvelle espèce de folie avec n'importe quelle singularité d'esprit ou de caractère. Par exemple, si on voulait compléter le groupe des folies lucides, il serait facile de le faire indéfiniment; en s'appuyant sur la théorie de M. Campagne, en réunissant tous les symptômes graves qu'il est facile de découvrir dans son livre, on pourrait faire, à l'auteur lui-même, son certificat de maladie en démontrant en même temps une nouvelle variété de l'espèce : manie raisonnante. Cette nouvelle variété serait caractérisée par : un orgueil manifeste, une confiance absolue en soi, la haine de toute critique, la conviction que ceux qui ne partagent pas ses opinions ont le jugement obscurci, la certitude de posséder toute la vérité et de la posséder seul, des contradictions perpétuelles, énormes, grossières, brutales, des obscurités de langage, des affirmations mystiques d'illuminé, l'horreur de tout ce qui est innovation agricole, politique, sociale, etc..., la haine inexpliquée et inexplicable contre tous les mangeurs d'argent, la terreur folle de la causticité de certains hommes d'esprit, et enfin la dangereuse tendance à voir partout des aliénés et l'idée fixe que toute manifestation intellectuelle est un symptôme de folie, ce qui forme la caractéristique de ce délire ; tous ces symptômes nets et tranchés permettent d'établir avec certitude une nouvelle variété de manie raisonnante : *la manie des aliénistes.*

Mais je le répète, je ne puis admettre le procédé de M. Campagne et la manie des aliénistes, comme les manies bienveillantes, malveillantes, et toutes les autres manies de fantaisie que l'on pourra découvrir, ne me paraissent que de mauvaises et très-dangereuses plaisanteries.

TABLE DES MATIÈRES.

A. PARENT, imprimeur de la Faculté de Médecine, rue M.-le-Prince, 31.

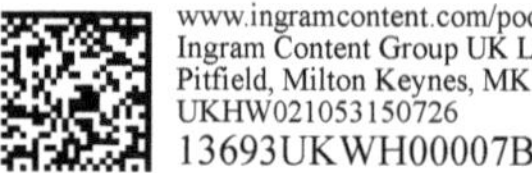
www.ingramcontent.com/pod-product-compliance
Ingram Content Group UK Ltd.
Pitfield, Milton Keynes, MK11 3LW, UK
UKHW021053150726
13693UKWH00007B/815